À propos des NCCN Guidelines for Patients®

NCCN National Comprehensive Cancer Network®

Saviez-vous que les meilleurs centres de lutte contre le cancer des États-Unis travaillent ensemble pour améliorer la prise en charge du cancer ? Cette alliance de centres de lutte contre le cancer de premier plan est appelée National Comprehensive Cancer Network® (NCCN®).

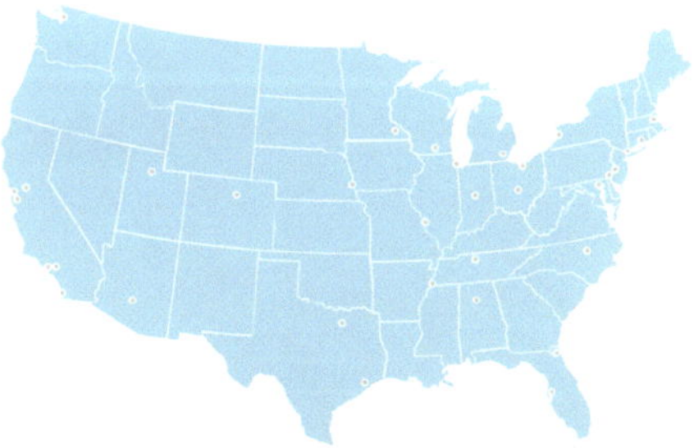

Les soins de cancérologie sont en constante évolution. Le NCCN élabore des recommandations en matière de prise en charge du cancer fondées sur des données probantes et utilisées par les professionnels de santé du monde entier. Ces recommandations fréquemment mises à jour constituent les NCCN Clinical Practice Guidelines in Oncology (NCCN Guidelines®). Les NCCN Guidelines for Patients expliquent clairement ces recommandations de spécialistes pour les personnes atteintes d'un cancer et les aidants.

Ces NCCN Guidelines for Patients sont basées sur les NCCN Clinical Practice Guidelines in Oncology (NCCN Guidelines®) consacrées au cancer du poumon non à petites cellules, version 7.2024 — 26 juin 2024.

Consulter gratuitement en ligne les NCCN Guidelines for Patients
NCCN.org/patientguidelines

Trouver un centre de lutte contre le cancer du NCCN près de chez vous
NCCN.org/cancercenters

Retrouvez-nous sur les réseaux

Soutiens

Les NCCN Guidelines for Patients sont financées par la NCCN Foundation®

La NCCN Foundation tient à exprimer sa reconnaissance aux entreprises suivantes, qui ont contribué à la mise à disposition de ces NCCN Guidelines for Patients : AstraZeneca ; Boehringer Ingelheim Pharmaceuticals, Inc. ; Bristol Myers Squibb ; Exact Sciences ; Janssen Biotech, Inc. ; Regeneron Pharmaceuticals, Inc. et Sanofi Genzyme.

Le NCCN adapte, met à jour et héberge de manière indépendante les NCCN Guidelines for Patients. Les entreprises qui nous soutiennent ne participent pas à l'élaboration des NCCN Guidelines for Patients et ne sont pas responsables du contenu ni des recommandations émises.

Pour faire un don ou en savoir plus, visitez le site en ligne ou envoyez un e-mail à l'adresse suivante :

NCCNFoundation.org/donate

PatientGuidelines@NCCN.org

Table des matières

La NCCN Foundation vise à soutenir les millions de patients touchés par un diagnostic de cancer ainsi que leurs proches, en finançant et en distribuant les NCCN Guidelines for Patients. La NCCN Foundation s'engage également à faire progresser le traitement contre le cancer en finançant les médecins prometteurs américains, qui sont au centre de l'innovation dans la recherche contre le cancer. Pour plus de détails et pour le catalogue complet des ressources destinées aux patients et aux aidants, rendez-vous sur NCCN.org/patients.

National Comprehensive Cancer Network (NCCN) / NCCN Foundation
3025 Chemical Road, Suite 100
Plymouth Meeting, PA 19462, États-Unis

1

Cancer du poumon : ce qu’il faut savoir

Si vous lisez ce document, c'est que vous souhaitez en savoir plus sur le cancer du poumon non à petites cellules (CPNPC), pour vous-même ou pour l'un de vos proches. Il s'agit du type le plus courant de cancer du poumon. Dans ce chapitre, vous allez apprendre en quoi consiste ce type de cancer et ce que « métastatique » signifie.

Qu'est-ce qu'un CPNPC ?

Un cancer du poumon non à petites cellules (CPNPC) est un type de cancer du poumon. Il existe un autre type, le cancer du poumon à petites cellules, mais il s'agit d'un cancer différent abordé dans un autre ouvrage.

Les cellules du cancer du poumon se multiplient de manière incontrôlée. Elles ne meurent pas quand elles le devraient et génèrent de nombreuses nouvelles cellules cancéreuses qui deviennent des tumeurs.

Les cellules cancéreuses de ce cancer ne restent pas immobiles. Elles peuvent se détacher d'une tumeur, s'étendre à d'autres zones et former d'autres tumeurs.

Le CPNPC est un type de carcinome pulmonaire

Quasiment tous les cancers du poumon sont des carcinomes. Les carcinomes pulmonaires se forment à partir de cellules qui tapissent les voies respiratoires des poumons. Les voies respiratoires des poumons sont les bronches, les bronchioles et les alvéoles.

Le CPNPC est le carcinome pulmonaire le plus courant. Les tumeurs neuroendocrines constituent un autre carcinome pulmonaire. Des informations sur les tumeurs neuroendocrines du poumon sont

Voies respiratoires des poumons

L'air que vous respirez se déplace dans un ensemble de voies respiratoires. Il passe dans votre gorge puis dans la trachée. La trachée se divise en deux voies respiratoires appelées « bronches ». Dans les poumons, chaque bronche se divise pour former de plus petites voies respiratoires appelées « bronchioles ». À l'extrémité des bronchioles se trouvent de petits sacs appelés « alvéoles ». C'est dans les alvéoles que l'oxygène passe de l'air inspiré au sang.

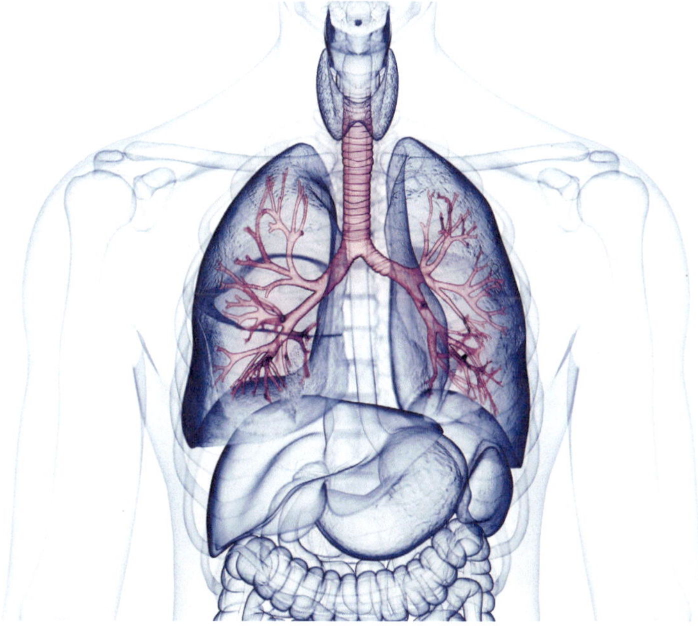

disponibles sur NCCN.org/patientguidelines et sur l'application NCCN Patient Guides for Cancer.

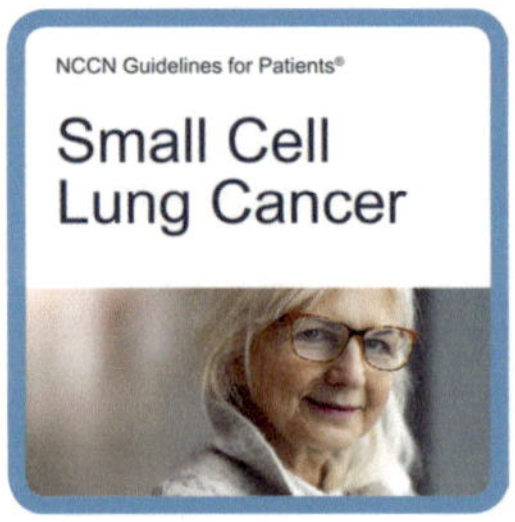

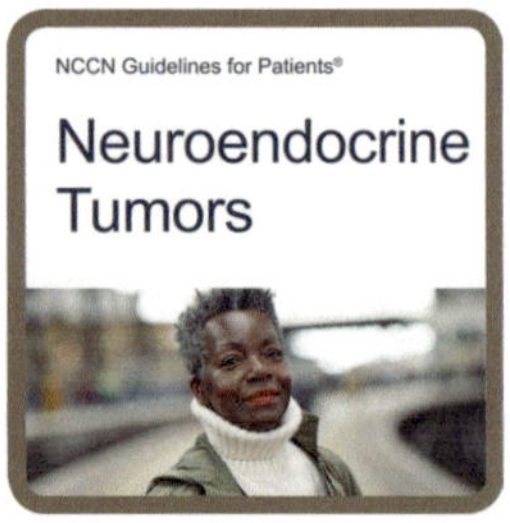

Il existe plusieurs types de CPNPC

Chaque type de CPNPC génère des cellules d'un type particulier. Voici des types courants de CPNPC :

- **L'adénocarcinome** se forme souvent à partir de cellules qui tapissent les alvéoles et produisent du mucus. C'est le type le plus courant de CPNPC.
- **Le carcinome à grandes cellules** se forme à partir de n'importe quel type de grande cellule présente dans les voies respiratoires.
- **Le carcinome à cellules squameuses** se forme à partir de cellules qui tapissent les bronches.

Qu'est-ce qu'un CPNPC métastatique ?

Un CPNPC métastatique est un cancer du poumon qui s'est propagé à d'autres organes. Un CPNPC peut se propager au cerveau, au foie, aux os et aux glandes surrénales, ainsi que d'un poumon à l'autre. Le CPNPC métastatique comprend également le cancer du poumon qui s'est propagé à la plèvre (membrane qui enveloppe les poumons).

Les cancers qui se sont propagés aux poumons ne sont pas des cancers du poumon. Ainsi, un cancer de l'estomac qui s'est propagé aux poumons reste un cancer de l'estomac.

Stades du cancer et métastases

Le stade d'un cancer décrit l'étendue du cancer dans l'organisme. Les principaux stades du cancer du poumon sont souvent écrits à l'aide de chiffres romains : stades I (1), II (2), III (3) et IV (4). Nous inscrirons les stades sous la forme 1, 2, 3 et 4 pour faciliter la lecture.

Un cancer du poumon de stade 4 est un cancer qui s'avère métastatique lors du diagnostic, mais certains cancers diagnostiqués à un stade inférieur peuvent également devenir métastatiques.

Les cancers aux stades 1, 2 et 3 se sont propagés de la voie respiratoire au tissu pulmonaire. Certains de ces cancers précoces et localement avancés se propagent bien après le diagnostic. Si cela se produit, on ne modifie pas le stade du cancer. Au lieu de cela, on parle de ces cancers comme de cancers du poumon métastatiques.

Cet ouvrage est axé sur le CPNPC métastatique. Des informations sur le CPNPC précoce et localement avancé sont disponibles sur NCCN.org/patientguidelines et sur l'application NCCN Patient Guides for Cancer.

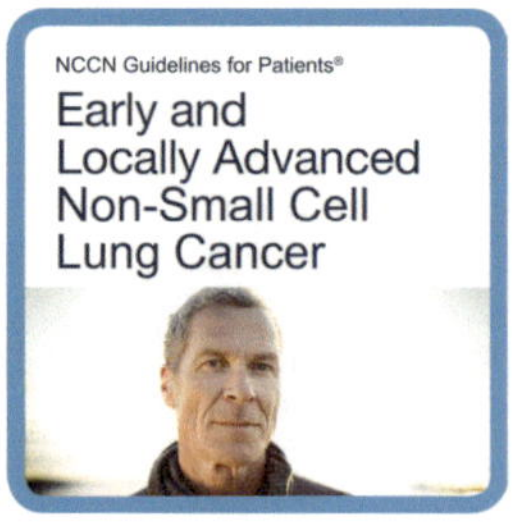

Quel est le meilleur traitement ?

Il n'existe pas de traitement unique du CPNPC adapté à tous les cas. Le meilleur traitement est celui qui convient le mieux à votre cas. Les chapitres qui vont suivre expliquent les recommandations des experts qui sont basées sur les toutes dernières recherches et les pratiques actuelles de centres de lutte contre le cancer de premier plan.

Le traitement systémique est le traitement le plus fréquent

Le traitement systémique est un traitement médicamenteux permettant de lutter contre le cancer du poumon partout dans l'organisme. Les oncologues prescrivent un traitement systémique.

La plupart des personnes atteintes d'un cancer du poumon métastatique seront sous traitement systémique jusqu'à la fin de leur vie. Le type de traitement systémique que vous allez recevoir dépend en partie des caractéristiques du cancer. Vous trouverez de plus amples informations aux Chapitres 3, 4 et 5.

Le traitement local peut parfois s'avérer utile

On peut utiliser un traitement local pour une zone spécifique du cancer métastatique. Cela comprend la chirurgie, la radiothérapie et la chimiothérapie.

On utilise fréquemment un traitement local pour réduire les symptômes dus aux métastases. On l'utilise aussi, mais moins souvent, pour faire disparaître des métastases limitées. Par exemple, lorsqu'un cancer s'est propagé uniquement au cerveau ou à une glande surrénale.

Les soins de support répondent aux défis liés au cancer

Il a été montré que les soins de support prolongent et améliorent la vie des personnes atteintes d'un cancer du poumon. Informez votre équipe soignante de vos symptômes et de vos autres besoins afin d'obtenir les meilleurs soins de support. D'autres chapitres, notamment le Chapitre 2, fournissent de plus amples informations sur les soins de support.

Les essais cliniques offrent un espoir à toutes les personnes atteintes d'un cancer du poumon

Les essais cliniques sont un type de recherche sur la santé qui teste de nouvelles méthodes de lutte contre le cancer. Demandez à votre équipe soignante s'il existe un essai clinique qui conviendrait à votre cas. Pour en savoir plus sur les essais cliniques, consultez le Chapitre 5.

Soyez votre propre défenseur

Vous êtes un membre important de l'équipe soignante. Discutez avec votre équipe des recommandations présentées dans cet ouvrage. Ensemble, vous pourrez établir le programme de soins qui conviendra le mieux à votre cas.

Le Chapitre 6 contient une liste de questions à poser à votre équipe. Vous aurez plus de chances d'obtenir les soins que vous souhaitez en posant des questions et en participant aux prises de décisions de votre équipe.

Points clés

- Un cancer du poumon non à petites cellules (CPNPC) est un cancer qui touche les cellules du poumon. Les cancers qui se propagent aux poumons ne sont pas des cancers du poumon.
- Le CPNPC métastatique est un cancer qui s'est propagé loin du poumon où il est apparu.
- Le traitement du cancer du poumon métastatique varie d'une personne à une autre, en fonction de ce qui convient le mieux à chaque cas. Il implique souvent un traitement médicamenteux agissant sur le corps entier appelé « traitement systémique ».

2

Dépistage du CPNPC métastatique

Votre équipe soignante établira un plan de traitement adapté à votre cas. Afin d'élaborer ce plan, les membres de l'équipe ont besoin d'informations sur votre cancer et votre état de santé général. Ce chapitre décrit les examens et autres soins nécessaires à l'élaboration de votre plan de traitement.

Objectifs du dépistage

Tous les cancers du poumon non à petites cellules (CPNPC) ne se ressemblent pas. Avant qu'on puisse vous traiter, vous devrez effectuer plusieurs examens afin qu'on en sache plus sur vous-même et votre cancer. Ces examens visent à :

- évaluer votre état de santé général et votre bien-être ;
- déterminer le stade du cancer par le biais d'examens réalisés sur des zones où il a pu se propager (cela peut se faire au moment de la pose du diagnostic) ;
- établir un profil du cancer grâce à des examens permettant de définir des éléments caractéristiques appelés « biomarqueurs ».

Les examens liés au dépistage d'un CPNPC métastatique sont répertoriés dans le **Guide 1.**

Guide 1
Examens et services initiaux liés au CPNPC métastatique

Antécédents médicaux et examen physique	• Antécédents médicaux, y compris antécédents de perte de poids et de tabagisme • Examen physique et indice de performance
Analyses de sang	• Hémogramme • Profil chimique
Examens d'imagerie	• TDM diagnostique du thorax et du haut de l'abdomen, avec produit de contraste • TEP/TDM au FDG • IRM cérébrale
Analyses des cellules cancéreuses	• Biopsie associée aux métastases • Tests moléculaires pour détecter d'éventuelles mutations pilotes • Test de PD-L1
Examens liés aux poumons	• Explorations fonctionnelles respiratoires
Services initiaux	• Soins de support • Traitement pour arrêter de fumer

Équipe soignante

Le plan de traitement du CPNPC est établi par un ensemble de personnes formant une équipe. Votre équipe soignante se servira des résultats des examens pour planifier le traitement. Vous êtes un élément important de cette équipe. Faites part à l'équipe de vos souhaits concernant le traitement et des éventuelles difficultés que vous rencontrez. Dans l'optique de la planification, votre avis est tout aussi important que des résultats d'examens.

Votre équipe peut regrouper de nombreux membres :

- Pneumologue, radiologue thoracique, radiologue interventionnel, chirurgien thoracique et anatomopathologiste, pour diagnostiquer et déterminer le stade du cancer
- Oncologue médical, radio-oncologue et chirurgien-oncologue thoracique, pour traiter le CPNPC
- Prestataire de soins palliatifs, travailleur social, prestataire de soins de santé mentale et diététicien agréé, pour prodiguer les services de support

Bon nombre de ces experts sont assistés par du personnel infirmier, des techniciens ou des assistants qui sont souvent en première ligne dans le traitement du cancer.

Lors des rendez-vous, apportez une liste de vos médicaments, y compris les remèdes à base de plantes et les compléments.

Antécédents médicaux

Votre équipe soignante examinera votre santé en détail. C'est ce que l'on appelle le recueil des antécédents médicaux. Votre équipe voudra en savoir le plus possible sur votre état de santé passé et actuel.

Vous devrez probablement fournir des informations sur les éléments suivants :

- Maladies et blessures
- Symptômes tels que : perte de poids inexpliquée, difficulté à respirer, douleurs thoraciques et toux
- Médicaments et compléments délivrés sur ordonnance ou en vente libre
- Interventions chirurgicales antérieures
- Votre hygiène de vie, notamment votre alimentation, votre niveau d'activité physique, votre éventuel tabagisme et votre consommation d'alcool

Certains cancers ou autres maladies sont héréditaires. Vous devrez donc aborder les problèmes de santé de vos proches parents. Il peut s'agir de vos frères et sœurs, parents et grands-parents biologiques.

Examen physique

Un membre de l'équipe procédera également à un examen approfondi de votre corps. Il pourra notamment :

- Vérifier vos constantes vitales : tension artérielle, fréquence cardiaque, fréquence respiratoire et température corporelle, et évaluer de votre apparence générale
- Palper et écouter vos organes, notamment la rate et le foie

- Rechercher par palpation des ganglions lymphatiques hypertrophiés ; il s'agit de petites structures, disséminées dans tout l'organisme, qui luttent contre les maladies
- Évaluer votre niveau de douleur au toucher, le cas échéant

Sur la base de vos antécédents médicaux et de l'examen physique, votre équipe soignante calculera votre indice de performance. L'indice de performance représente votre capacité à pratiquer des activités quotidiennes. C'est un des facteurs les plus importants que votre équipe utilisera pour planifier le traitement.

Analyses de sang

On a fréquemment recourt à des analyses de sang pour dépister une maladie. Elles sont également utilisées pour vérifier si le cancer affecte d'autres organes.

Des échantillons de votre sang seront prélevés en insérant une aiguille dans l'une de vos veines. Il s'agit d'une prise de sang.

Hémogramme

Un hémogramme mesure certains éléments du sang, notamment le nombre de globules blancs, de globules rouges et de plaquettes.

Profil chimique

Un profil chimique évalue les sels naturellement présents dans votre organisme ainsi que le fonctionnement de votre foie et de vos reins.

Examens d'imagerie

Les examens d'imagerie permettent de générer des images de l'intérieur du corps. On s'en sert pour déterminer le stade du cancer, en montrant le cancer dans les tissus pulmonaires, et pour voir si le cancer s'est propagé au-delà des poumons.

Le radiologue est un médecin spécialisé dans l'interprétation d'images issues des TDM, IRM, TEP ou radiographies. Il transmettra les résultats de cet examen à votre équipe soignante.

Les scanners réalisés plus de 60 jours auparavant ne doivent pas servir lors des prises de décisions concernant votre traitement.

Tomodensitométrie (TDM) à visée diagnostique

La TDM est une sorte de radiographie plus détaillée. Elle permet de générer de nombreuses images sous différents angles. Un ordinateur assemble les clichés pour créer des images en 3D.

Une TDM diagnostique montre les tissus du corps plus nettement. C'est bien souvent le premier scanner effectué pour déterminer le stade du cancer du poumon. Il faut générer des clichés de votre thorax et du haut de l'abdomen, notamment des glandes surrénales.

Lors d'une TDM diagnostique, les radiations émises sont plus élevées que lors d'une TDM classique. Un produit de contraste vous sera injecté si cela ne met pas votre sécurité en jeu. Le produit de contraste est une substance qui permet d'avoir des images plus nettes. Le produit de contraste circule dans votre sang et il est évacué quand vous urinez.

TEP/TDM au FDG

Une TEP/TDM devra être réalisée si vous n'avez pas déjà fait cet examen. Elle peut permettre de détecter un cancer que la TDM seule n'a pas montré.

Dans ce cas, c'est l'ensemble de votre corps qui sera scanné, ou tout au moins une zone allant du cou au milieu des cuisses.

La TEP met en évidence les tissus de votre corps qui peuvent être cancéreux. Avant le scanner, on vous injectera un radiotraceur à base de sucre appelé « fluorodésoxyglucose » (FDG). Le traceur est éliminé de votre corps par les urines en 2 jours environ.

Les cellules cancéreuses absorbent plus de traceur que les cellules normales et apparaissent comme des points lumineux sur les images.

De multiples problèmes de santé peuvent engendrer des points lumineux, leur cause doit donc être confirmée par d'autres examens.

IRM cérébrale

Le cancer du poumon a tendance à se propager au cerveau. L'IRM peut permettre de voir de petites tumeurs cérébrales qui ne provoquent aucun symptôme. Si vous avez ou pourriez avoir un cancer du poumon métastatique, l'IRM cérébrale est très importante.

L'IRM permet de générer des images grâce à des champs magnétiques et des ondes radio , vous n'avez donc pas à craindre les radiations. Elle requiert également un produit de contraste, à moins que cela ne présente un danger dans votre cas. Si vous ne pouvez pas faire d'IRM, vous pourrez passer une TDM de la tête, avec produit de contraste.

Biopsie associée aux métastases

Une biopsie est une intervention qui consiste à prélever des échantillons de tissus ou de fluides corporels en vue d'examens liés au cancer. Bien souvent, on prélève des tissus issus de l'organe présentant des métastases et non pas des poumons. Votre équipe soignante se servira de l'imagerie pour sélectionner le site de biopsie qui se situe souvent dans les glandes surrénales, le foie ou un os.

Le type de biopsie pratiquée dépendra de la partie du corps concernée et de l'expérience de votre équipe soignante. Les types de biopsies courants en cas de cancer du poumon métastatique sont les suivants :

- **La biopsie à l'aiguille** externe implique de guider une fine aiguille à travers votre peau jusqu'à une tumeur. Ce type de biopsie comprent la ponction transthoracique à l'aiguille (PTTA), les biopsies au trocart, la péricardiocentèse et la thoracocentèse.
- **Les biopsies réalisées par la gorge** impliquent de faire passer un tube fin dans votre gorge puis dans les voies respiratoires (bronches) ou l'œsophage. Ces interventions comprennent de nombreux types de bronchoscopies.
- **La chirurgie mini-invasive** implique de pratiquer une petite incision dans votre thorax. De petits instruments sont insérés à travers l'orifice pour retirer des tissus. Par rapport à la chirurgie ouverte, cette méthode est très peu invasive. Parmi ces interventions chirurgicales, citons : la laparoscopie et la thoracoscopie. La thoracoscopie est également appelée chirurgie thoracique vidéo-assistée (ou VATS - video-assisted thoracoscopic surgery).

Il faut prélever suffisamment de tissu pour pouvoir réaliser les examens

C'est un médecin appelé « anatomopathologiste » qui analysera les tissus. Les anatomopathologistes sont des experts en matière de tissus, de cellules et de diagnostic des cancers.

La quantité de tissu doit permettre de réaliser plusieurs analyses biologiques spécifiques. Dans certains centres de lutte contre le cancer, l'anatomopathologiste vérifie la taille des échantillons juste après les prélèvements. Cette méthode s'appelle une « évaluation rapide sur place » (ou ROSE - rapid on-site evaluation). Cela permet d'éviter d'avoir à réaliser la même intervention une seconde fois.

L'anatomopathologiste évalue les tissus pour détecter un éventuel cancer

L'anatomopathologiste prépare les tissus issus de la biopsie. Cela peut prendre quelques jours. Ensuite, l'anatomopathologiste examine les tissus à l'aide d'un microscope et classifie la maladie. Cela s'appelle la classification histologique. S'il trouve un CPNPC, l'anatomopathologiste doit en identifier le type ; c'est très important dans l'optique du traitement du cancer métastatique :

- Adénocarcinome
- Carcinome pulmonaire à grandes cellules
- Carcinome à cellules squameuses
- Types mixtes et rares

Les résultats des tests de laboratoire utilisés pour le diagnostic sont consignés dans un compte rendu d'anatomopathologie. Demandez à l'équipe soignante de vous remettre une copie du compte rendu d'anatomopathologie et d'examiner les résultats avec vous. Prenez toujours des notes et posez des questions.

Biopsie associée aux métastases

Si votre équipe soignante suspecte un cancer du poumon métastatique, vous subirez peut-être une biopsie des métastases et non pas de la tumeur pulmonaire. Avec une biopsie des métastases, on peut diagnostiquer le cancer et déterminer le stade en même temps. Une biopsie à l'aiguille, réalisée à travers la peau, peut permettre d'atteindre certaines métastases ; au foie, par exemple (voir illustration). On se sert souvent de l'imagerie pour guider l'aiguille jusqu'à l'emplacement voulu.

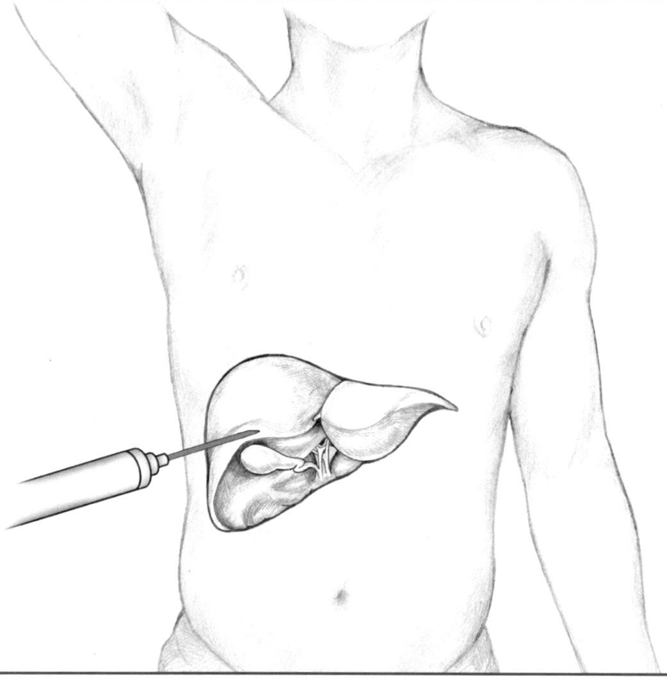

Crédit : https://commons.wikimedia.org/wiki/Fichier :Human_liver_biopsy.jpg

Analyse des biomarqueurs

L'analyse des biomarqueurs permet de rechercher des indices biologiques, ou marqueurs, du cancer qui diffèrent d'une personne à l'autre. En raison des biomarqueurs, un traitement bénéfique pour une personne peut ne pas l'être pour vous.

On réalise l'analyse des biomarqueurs sur du tissu tumoral prélevé lors d'une biopsie ou d'une intervention chirurgicale, mais on peut aussi analyser un échantillon de sang. Consultez le **Guide 2,** il contient une liste de biomarqueurs et des cancers qui peuvent y être associés.

En cas de mutations pilotes, des cellules normales deviennent des cellules cancéreuses et contribuent au développement du cancer. On trouve une mutation pilote chez 1 personne sur 3 présentant un adénocarcinome métastatique, mais cela est beaucoup moins fréquent en cas de cancer du poumon à cellules squameuses. Il est très rare qu'un cancer soit associé à plus d'une mutation pilote.

Des tests moléculaires permettent de rechercher des mutations. Étant donné que très peu de carcinomes à cellules squameuses sont associés à une mutation pilote, les tests moléculaires sont lancés au cas par cas.

Les experts du NCCN conseillent fortement de procéder à un profilage moléculaire de toutes les mutations figurant au Guide 2. Il existe d'autres mutations connues associées au cancer du poumon qui peuvent, elles aussi, faire l'objet de tests. Ces tests aideront de nombreuses personnes à recevoir le meilleur traitement contre leur cancer. Étant donné que de nombreux gènes doivent être testés, il faut parfois patienter jusqu'à 3 semaines pour obtenir les résultats.

PD-L1 est une protéine présente à la surface des cellules. PD-L1 présente dans les cellules cancéreuses empêche des globules blancs appelés lymphocytes T de les tuer. Donc les cellules cancéreuses survivent et génèrent d'autres cellules cancéreuses.

Tous les cancers du poumon doivent faire l'objet d'une recherche de PD-L1. Une méthode de laboratoire appelée « immuno-histochimie » (IHC) permet de détecter PD-L1.

Que se passe-t-il s'il n'y a pas assez de tissus pour l'analyse des biomarqueurs ?

S'il n'y a pas assez de tissus, une seconde biopsie pourrait être nécessaire. Parfois, on peut prélever un échantillon de sang et c'est sur le plasma présent dans cet échantillon qu'on réalise l'analyse des biomarqueurs.

Que se passe-t-il si le cancer n'est associé à aucun biomarqueur ?

Certains cancers du poumon ne sont associés à aucun biomarqueur connu pour lequel il existe un traitement. Pour ces cancers-là, les options thérapeutiques sont basées sur le type de cellules pulmonaires, comme évoqué au Chapitre 5.

« N'ayez PAS peur de poser aux membres de l'équipe médicale TOUTES vos questions, à quelque moment que ce soit ! Poser des questions vous aidera, vous et eux. Il n'y a pas de question idiote. »

Guide 2
Analyse des biomarqueurs associés au CPNPC métastatique

	Adénocarcinome, carcinome à grandes cellules et types rares de cellules	Cancer du poumon à cellules squameuses
Mutation pilote		
Délétion de l'exon 19 de l'*EGFR* ou mutation L858R	● (bleu)	● (orange)
Mutation de l'*EGFR* S768I, L861Q et/ou G719X	● (bleu)	● (orange)
Insertion de l'exon 20 de l'*EGFR*	● (bleu)	● (orange)
Réarrangement d'*ALK*	● (bleu)	● (orange)
Réarrangement de *ROS1*	● (bleu)	● (orange)
Mutation de *BRAF* V600E	● (bleu)	● (orange)
Fusion du gène *NTRK*	● (bleu)	● (orange)
Saut de l'exon 14 de *MET*	● (bleu)	● (orange)
Réarrangement de *RET*	● (bleu)	● (orange)
Mutation *KRAS* G12C	● (bleu)	● (orange)
Mutation *ERBB2* (*HER2*)	● (bleu)	● (orange)
Protéine cellulaire		
PD-L1	● (bleu)	● (bleu)

● (bleu) Tests recommandés pour tout le monde ● (orange) Tests à réaliser au cas par cas

Explorations fonctionnelles respiratoires

Pour certaines personnes, le traitement du CPNPC métastatique comprend une radiothérapie ou une intervention chirurgicale. Le traitement est basé sur la qualité du fonctionnement des poumons.

Les explorations fonctionnelles respiratoires visent à évaluer votre respiration :

- Lors d'une spirométrie, vous devez souffler dans un tube afin de mesurer quelle quantité d'air vous utilisez et à quelle vitesse vous respirez.
- Lors d'un test de la capacité de diffusion pulmonaire, vous inspirez un gaz spécial, inoffensif, puis on mesure la quantité que vous expirez. Cela permet de savoir quelle quantité d'oxygène passe de vos poumons à votre sang.
- Lors d'une pléthysmographie corporelle, vous vous asseyez dans une petite cabine et respirez dans un tube. Ce test permet de mesurer quelle quantité d'air vos poumons peuvent conserver et quelle quantité d'air reste dans vos poumons après l'expiration.

Soins de support

Les soins de support sont des soins oncologiques qui améliorent votre qualité de vie. Les personnes en fin de vie ne sont pas les seules à avoir besoin de soins palliatifs. Il a été montré qu'ils prolongent et améliorent la vie des personnes atteintes d'un cancer du poumon.

Mise en place précoce des soins de support

Les soins de support sont parfois appelés soins palliatifs, car le soulagement des symptômes est un objectif principal. Cela peut consister en des procédures permettant de vous aider à respirer, à mieux manger et à réduire l'expectoration de sang.

Les soins de support répondent à de nombreux besoins autres que le soulagement des symptômes. Vous pouvez obtenir de l'aide pour prendre des décisions en matière de traitement et coordonner les soins entre les différents prestataires de santé. Vous pouvez bénéficier d'un soutien émotionnel ou spirituel, d'une aide financière ou de consultations familiales.

Un spécialiste des soins palliatifs peut faire partie de votre équipe soignante. Ce spécialiste a reçu une formation spécifique pour vous apporter un soutien supplémentaire. Certains centres de lutte contre le cancer disposent de programmes de soins palliatifs.

D'autres spécialistes peuvent être impliqués dans vos soins :

- Thérapeutes respiratoires
- Spécialistes en rééducation
- Diététiciens agréés
- Travailleurs sociaux

La bibliothèque des NCCN Guidelines for Patients contient des ouvrages sur les soins de support. Ces ouvrages se concentrent sur les effets physiques et émotionnels courants de nombreux cancers et de leurs traitements.

L'un des ouvrages du NCCN traite de la détresse. Toutes les personnes atteintes d'un cancer ressentent un jour ou l'autre une certaine détresse. Les sentiments d'inquiétude, de tristesse, d'impuissance ou de colère sont tout à fait normaux.

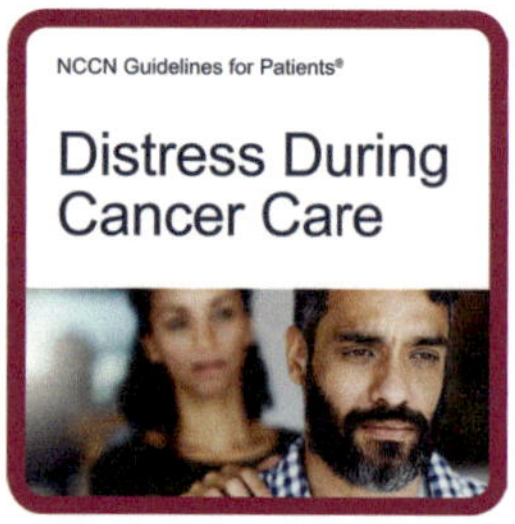

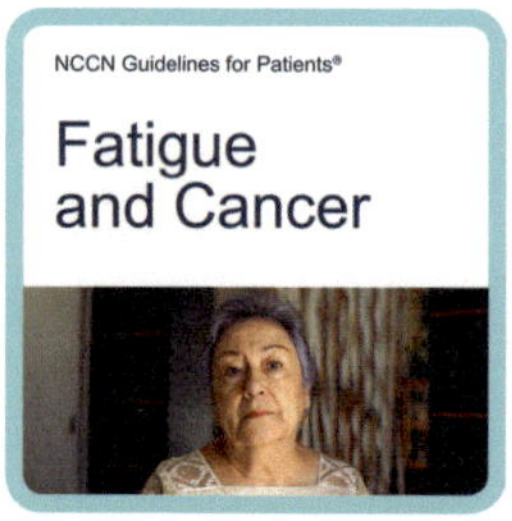

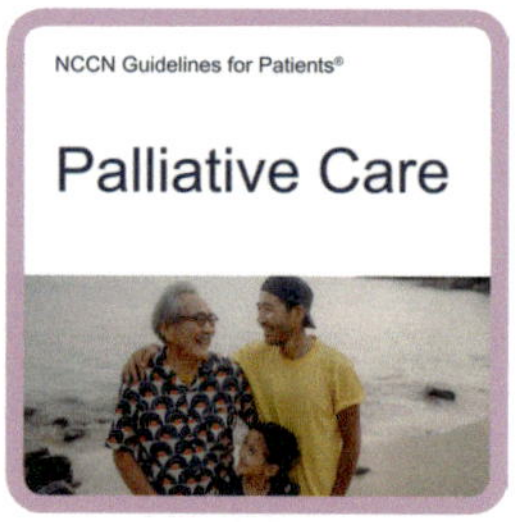

Néanmoins, cette détresse peut devenir grave et nuire à votre qualité de vie.

Vous pouvez consulter la bibliothèque des NCCN Guidelines for Patients sur NCCN.org/patientguidelines et sur l'application NCCN Patient Guides for Cancer.

Il n'est jamais trop tard pour arrêter de fumer

Si vous fumez, il est crucial d'arrêter. Le tabagisme peut limiter le degré d'efficacité des traitements contre le cancer.

La dépendance à la nicotine est l'une des plus difficiles à surmonter. Le stress lié au cancer peut rendre l'arrêt encore plus difficile.

Vous pouvez bénéficier d'une aide. Demandez à votre équipe soignante de vous conseiller et de vous prescrire des médicaments pour vous aider à arrêter de fumer.

Vous avez déjà essayé d'arrêter ? Essayez encore ! La plupart des gens dérapent ou récidivent avant d'arrêter pour de bon.

« Idée reçue très répandue : les soins palliatifs sont réservés aux patients au stade terminal d'une maladie. Ce n'est pas le cas ! Il peut s'avérer très utile d'accéder aux soins palliatifs proposés par votre hôpital ou clinique. Cela permet de traiter chaque patient dans sa globalité, pas seulement son cancer. »

Points clés

- Votre équipe soignante établira un plan de traitement en fonction des résultats des tests et de vos souhaits.
- Un membre de l'équipe vous posera des questions sur votre santé, examinera votre corps et prescrira des analyses d'échantillons de sang.
- Une TDM diagnostique peut contribuer à savoir où le cancer s'est propagé. Une TDM/TEP peut détecter des cancers que la TDM seule ne détecte pas. Peut-être devrez-vous faire une IRM cérébrale.
- Pour contribuer à la détermination du stade du cancer, un examen sera probablement effectué sur une partie du corps qui semble être touchée par le cancer et qui est éloignée de la tumeur pulmonaire.
- L'analyse des biomarqueurs permet de rechercher des éléments caractéristiques du cancer de toute petite taille mais importants, qui diffèrent d'une personne à l'autre. Il existe des traitements pour certains marqueurs.
- Les soins de support visent à améliorer votre qualité de vie. Ils sont importants pour tous, pas uniquement pour les personnes en fin de vie.
- Demandez à votre équipe soignante de l'aide pour arrêter de fumer. Si vous arrêtez de fumer, cela peut améliorer les résultats du traitement.

3

Traitements des mutations pilotes

Dans certains cas, les mutations pilotes favorisent le développement du cancer. Les traitements qui ciblent ces mutations peuvent contribuer à ralentir le développement du cancer. Lisez ce chapitre pour en savoir plus.

En quoi consistent les mutations pilotes ?

Une mutation pilote est un gène anormal qui contribue à la croissance de cellules cancéreuses. Elle permet aux cellules cancéreuses de se dupliquer rapidement, de survivre et de se propager dans l'organisme.

Traiter les mutations améliore la précision

On ne parle pas de mutations que dans les romans de science-fiction. Tous les cancers sont associés à des mutations, mais toutes les mutations ne favorisent pas les cancers. On appelle « mutations pilotes » les mutations qui favorisent le développement du cancer.

À l'heure actuelle, nous connaissons plusieurs mutations pilotes associées au cancer du poumon. On peut les détecter grâce à des tests moléculaires. Les chercheurs s'attachent à trouver d'autres mutations pilotes.

La chimiothérapie détruit les cellules à croissance rapide, même celles qui ne sont pas cancéreuses. À une époque, c'était le seul traitement contre le cancer du poumon métastatique.

De nos jours, des traitements plus récents ciblent les effets de mutations pilotes et endommagent moins de cellules normales.

Mutation pilote

Le noyau est le centre de contrôle, le « cerveau », des cellules. Le noyau contient des informations génétiques indiquant aux cellules ce qu'elles doivent faire. Les informations sont stockées dans l'ADN qui ressemble à une double échelle torsadée.

Les gènes sont les portions de l'ADN qui contiennent les instructions destinées aux cellules. Les gènes des cellules cancéreuses sont souvent anormaux. Une mutation pilote est un gène anormal qui contribue à la croissance de cellules cancéreuses.

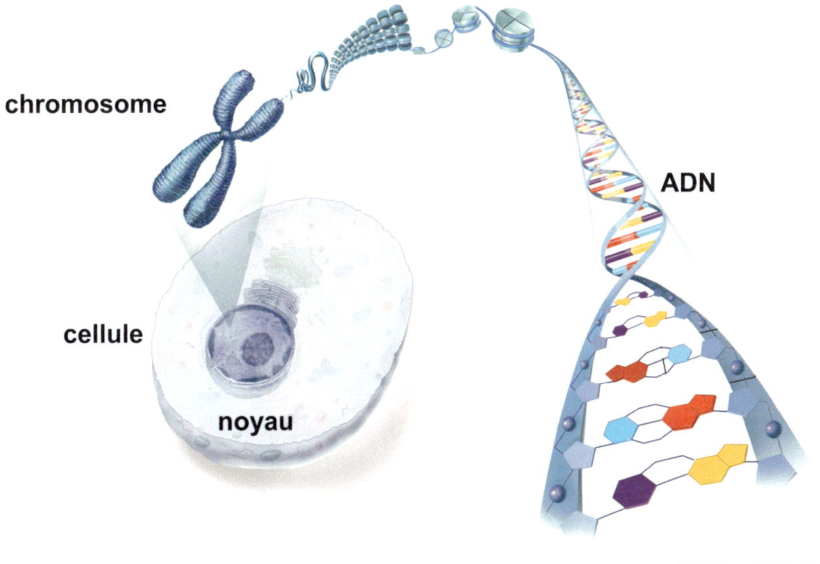

Traitements ciblés

Les mutations pilotes génèrent des protéines cellulaires qui contribuent à la croissance des cellules cancéreuses. Les traitements ciblés agissent en arrêtant ces protéines.

Inhibiteurs de kinases

Les kinases sont un type de protéines cellulaires. Elles font partie de nombreuses voies chimiques et certaines d'entre elles amorcent la croissance cellulaire. Les inhibiteurs de kinases mettent fin à l'activité des kinases ; ainsi, moins de nouvelles cellules cancéreuses sont générées. Il existe des pilules à prendre chez soi.

Traitement par anticorps

La surface des cellules est dotée de récepteurs. Les récepteurs des cellules reçoivent et émettent des signaux, comme les antennes. Des anticorps peuvent se fixer à des récepteurs.

Certains types de traitements par anticorps ciblent des récepteurs situés sur des cellules cancéreuses ; les récepteurs EGFR et MET, par exemple. Les anticorps bloquent les signaux chimiques qui indiquent aux cellules cancéreuses qu'elles doivent se développer.

Les anticorps anti-VEGF stoppent la croissance des vaisseaux sanguins des tumeurs. Privées de sang, les cellules cancéreuses meurent.

Vous devrez vous rendre dans un centre de soins de santé afin d'y recevoir un traitement par anticorps administré au goutte-à-goutte (perfusion), à l'aide d'une aiguille insérée dans une veine.

Conjugué anticorps-médicament

Un conjugué anticorps-médicament associe deux substances dans un seul médicament. L'une des substances trouve et se fixe à certaines cellules cancéreuses, puis l'autre substance s'attaque au cancer. Les conjugués anticorps-médicament sont administrés par perfusion.

Que faire si j'ai déjà entamé un traitement qui n'est pas un traitement ciblé ?

Certains cancers présentant des mutations pilotes connues doivent tout d'abord être traités à l'aide d'autres médicaments décrits au Chapitre 5.

Quand le premier traitement recommandé est un traitement ciblé, voici les options qui s'offrent à vous :

- Vous pouvez arrêter votre traitement en cours plus tôt puis commencer un traitement ciblé.
- Vous pouvez terminer votre traitement en cours (y compris la dernière phase appelée « phase d'entretien »), puis commencer un traitement ciblé.

Nouveaux traitements ciblés contre le cancer du poumon

D'autres types de traitements ciblés sont en cours d'étude dans le cadre d'essais cliniques. Un essai clinique est un type de recherche médicale. Demandez à votre équipe thérapeutique s'il y a un essai clinique en cours qui serait adapté à votre cas. Vous trouverez de plus amples informations sur les essais cliniques au *Chapitre 5 : Traitements par types de cellules.*

Effets indésirables

Les effets indésirables sont des problèmes de santés non voulus dus à un traitement. Tous les traitements contre le cancer provoquent des effets indésirables. Les effets indésirables varient d'un individu à un autre en fonction du type et de la durée du traitement, mais également des caractéristiques propres à chacun.

Demandez à votre équipe thérapeutique une liste complète des effets indésirables de vos traitements. Informez également votre équipe thérapeutique de tout nouveau symptôme ou de toute aggravation d'un symptôme que vous observerez. Il y a peut-être des moyens de vous soulager. Il existe également des moyens d'éviter certains effets indésirables.

Mutations de l'*EGFR*

Certains cancers sont associés à des mutations du gène qui produit l'EGFR. En raison de ces mutations, le récepteur devient hyperactif. L'hyperactivité de l'EGFR entraîne une croissance rapide des cellules cancéreuses.

Instauration d'un traitement ciblant l'EGFR

Le traitement ciblé des CPNPC avec mutation de l'EGFR est basé sur le type de la mutation. **Consultez le Guide 3** pour connaître les options thérapeutiques.

Certains schémas thérapeutiques du Guide 3 sont qualifiés de « privilégiés ». Les schémas thérapeutiques privilégiés sont plus efficaces, plus

Guide 3
Options lors de l'instauration d'un traitement ciblant l'EGFR en présence d'un CPNPC métastatique

Délétion de l'exon 19 de l'*EGFR* ou mutation L858R de l'exon 21 de l'*EGFR*	• Osimertinib (à privilégier) • Osimertinib et pémétrexed (avec cisplatine ou carboplatine) en présence d'un adénocarcinome, d'un carcinome à grandes cellules et de types rares de cellules • Erlotinib • Afatinib • Géfitinib • Dacomitinib • Erlotinib et ramucirumab • Erlotinib et bévacizumab
Mutations S768I, L861Q ou G719X de l'*EGFR*	• Afatinib (à privilégier) • Osimertinib (à privilégier) • Erlotinib • Géfitinib • Dacomitinib
Insertion de l'exon 20 de l'*EGFR*	• Amivantamab-vmjw, carboplatine et pémétrexed en présence d'un adénocarcinome, d'un carcinome à grandes cellules et de types rares de cellules (à privilégier) • L'amivantamab-vmjw est une option pour tous les types de cellules qui se développent après un traitement décrit au Chapitre 5.

sûrs ou moins coûteux que les autres options, ou de meilleures données viennent étayer leur utilisation.

Les traitements ciblés sont recommandés en tant que premier traitement des CPNPC avec **délétions et mutations de l'EGFR**. Les inhibiteurs de kinases ciblant l'EGFR sont :

- L'osimertinib (Tagrisso)
- L'erlotinib (Tarceva)
- Le géfitinib (Iressa)
- L'afatinib (Gilotrif)
- Le dacomitinib (Vizimpro)

Si votre premier traitement était une immunothérapie, peut-être faudra-t-il envisager un petit délai avant d'entamer l'osimertinib, afin d'éviter des problèmes de santé.

Certains schémas contre la délétion de l'exon 19 et la mutation L858R de l'exon 21 de l'*EGFR* associent les inhibiteurs de kinases et d'autres molécules. L'osimertinib associé à une chimiothérapie constitue une option en présence d'un adénocarcinome, d'un carcinome à grandes cellules et de types rares de cellules. L'erlotinib avec un anticorps anti-VEGF (bévacizumab [Avastin] ou ramucirumab [Cyramza]) est une option. Il est dangereux de recevoir du bévacizumab si vous expectorez du sang (hémoptysie).

Le traitement des cancers du poumon associés à une insertion de l'exon 20 de l'***EGFR*** est basé sur le type de cellules. En présence d'un adénocarcinome, d'un carcinome à grandes cellules et de types rares de cellules, le schéma thérapeutique privilégié est la chimiothérapie avec un anticorps anti-EGFR-MET appelé amivantamab-vmjw (Rybrevant). Sinon, les cancers du poumon avec insertion de l'exon 20 de l'EGFR sont tout d'abord traités comme indiqué au Chapitre 5 puis, si le cancer se développe, on débute un traitement ciblé par amivantamab-vmjw.

Options en cas de nouvelle croissance du cancer

Chez la plupart des patients, le cancer du poumon se développe à nouveau dans un délai de quelques années après l'instauration du traitement ciblé. Les options thérapeutiques ultérieures sont répertoriées dans le **Guide 4,** sur la base du type de la mutation de l'EGFR.

Concernant les cancers du poumon avec délétion de l'exon 19 ou mutations L858R, S768I, L861Q ou G719X de l'exon 21 de l'***EGFR***, peut-être faudra-t-il tout d'abord réaliser une biopsie afin de rechercher :

- Des mutations en raison desquelles le traitement ciblé n'agit plus. Une mutation *T790M* est courante après l'administration d'erlotinib, avec ou sans ramucirumab ou bévacizumab, afatinib, géfitinib ou dacomitinib.
- Une modification du type de cancer avec passage d'un adénocarcinome à un cancer bronchique à petites cellules.

Si le cancer ne s'est pas propagé à beaucoup d'autres endroits, l'oncologue pourrait recommander un traitement local et vous faire poursuivre le traitement ciblé. On utilise le traitement local pour traiter un cancer localisé à un endroit ou dans un organe spécifique :

- La radiothérapie est basée sur une utilisation très précise de rayons X à haute dose destinés à traiter des zones limitées d'un cancer du poumon métastatique ; par exemple, la radiothérapie stéréotaxique ablative (ou SABR - stereotactic ablative radiotherapy).
- La chirurgie permet d'enlever des tumeurs ou des organes touchés par le cancer.
- La thérapie d'ablation thermique guidée par l'image utilise la chaleur ou le froid extrême pour détruire le cancer.

Le cancer se développera peut-être à nouveau, mais le traitement ciblé pourrait ralentir sa croissance. Si le cancer se développe à nouveau, vous continuerez probablement avec votre traitement actuel. Sinon, le cancer pourrait se développer plus rapidement si on arrête le traitement ciblé.

Le passage à un autre traitement ciblé peut s'avérer utile, surtout en présence de nouvelles mutations. L'osimertinib après l'erlotinib, l'afatinib, le géfitinib ou le dacomitinib, peut être une option en présence d'une mutation *T790M*. L'afatinib avec un anticorps anti-EGFR appelé cétuximab (Erbitux) peut être une autre option. En présence d'un cancer étendu après un traitement par osimertinib, on peut passer à l'amivantamab-vmjw + chimiothérapie.

S'il est probable que le traitement ciblé ne sera d'aucune aide, l'oncologue pourrait recommander un autre traitement. Des options figurent au Chapitre 5.

En présence d'un cancer avec insertion de l'exon 20 de l'***EGFR***, il est recommandé de passer des schémas thérapeutiques contenant de l'amivantamab-vmjw à un traitement lié au type de cellules. Vous trouverez de plus amples informations au Chapitre 5.

Guide 4
Options possibles après le développement du CPNPC métastatique pendant le traitement ciblant l'EGFR

Cancer du poumon avec délétion de l'exon 19 de l'*EGFR* ou mutations *L858R*, *S768I*, *L861Q* ou *G719X*	• Traitement local de tumeurs limitées et traitement ciblé
	• Poursuite du premier traitement ciblé s'il offre un certain bénéfice
	  • Poursuite de l'osimertinib si le cancer ne s'est pas propagé à beaucoup d'autres endroits
	  • Poursuite des schémas thérapeutiques avec erlotinib, afatinib, géfitinib ou dacomitinib s'il n'y a pas de mutations *T790M* et si le cancer n'est pas étendu
	• Passage à un traitement ciblé différent
	  • Passage à l'osimertinib s'il y a une mutation *T790M* après l'administration d'erlotinib, d'afatinib, de géfitinib ou de dacomitinib
	  • Passage à l'afatinib avec cétuximab
	  • Passage de l'osimertinib au schéma thérapeutique avec amivantamab-vmjw, carboplatine et pémétrexed en cas d'adénocarcinome, de carcinome à grandes cellules et de types rares de cellules
	• Instauration d'un traitement adapté au type de cellules tel que répertorié au Chapitre 5

Insertion de l'exon 20 de l'*EGFR*	• Passage des schémas thérapeutiques contenant de l'amivantamab-vmjw au traitement adapté au type de cellules décrit au Chapitre 5

Mutation G12C de *KRAS*

Une protéine de signalisation interne aux cellules pulmonaires, appelée KRAS, peut être hyperactive et provoquer une croissance rapide des cellules. C'est une mutation du gène G12C de *KRAS* qui provoque cette hyperactivité.

Les cancers du poumon associés à une mutation G12C de *KRAS* sont tout d'abord traités sur la base du niveau de PD-L1. Concernant le traitement des cancers du poumon en fonction de PD-L1, consultez le *Chapitre 4 : Traitements basés sur PD-L1 basse ou élevée*. Concernant le traitement des cancers PD-L1–négatifs, consultez le *Chapitre 5 : Traitements par types de cellules.*

Si le cancer se développe, il est recommandé d'utiliser un inhibiteur de KRAS lors du traitement suivant. Le sotorasib (Lumakras) et l'adagrasib (Krazati) sont des options. Si le cancer se développe pendant le traitement ciblé, les options thérapeutiques seront basées sur le type de cellules cancéreuses.

Réarrangement d'*ALK*

Lors de certains cancers du poumon, le récepteur de surface ALK est hyperactif, entraînant une croissance rapide des cellules tumorales. L'hyperactivité fait suite à un réarrangement génétique lors duquel des parties de deux gènes prennent la placc l'une de l'autre. Il est recommandé d'utiliser un traitement ciblé comme premier traitement.

Instauration d'un traitement ciblant l'ALK

Cinq inhibiteurs d'ALK peuvent être utilisés pour traiter le cancer du poumon. Les schémas thérapeutiques privilégiés comprennent l'alectinib (Alecensa), le brigatinib (Alunbrig) et le lorlatinib (Lorbrena). Les schémas thérapeutiques privilégiés sont plus efficaces, plus sûrs ou moins coûteux que les autres options, ou de meilleures données viennent étayer leur utilisation. Autres options : le céritinib (Zykadia) et le crizotinib (Xalkori). Toutes les options figurent dans le **Guide 5.**

Options en cas de nouvelle croissance du cancer

Chez la plupart des patients, le cancer du poumon se développe à nouveau dans un délai de quelques années après l'instauration du traitement ciblé. Peut-être devrez-vous subir une autre biopsie pour que l'on puisse rechercher de nouvelles mutations, ce qui pourrait entraîner une modification des options thérapeutiques.

Guide 5
Options lors de l'instauration d'un traitement ciblant l'ALK en présence d'un CPNPC métastatique

- Alectinib (à privilégier)
- Brigatinib (à privilégier)
- Lorlatinib (à privilégier)
- Céritinib
- Crizotinib

Consultez le Guide 6 pour connaître les options thérapeutiques suivantes.

Si le cancer ne s'est pas propagé à beaucoup d'autres endroits, le médecin pourrait recommander d'entamer un traitement local et de poursuivre le traitement ciblé. On utilise le traitement local pour traiter un cancer localisé à un endroit ou dans un organe spécifique :

- La radiothérapie, la SABR par exemple, est basée sur une utilisation très précise de rayons X à haute dose destinés à traiter des zones limitées d'un cancer du poumon métastatique.
- La chirurgie permet d'enlever des tumeurs ou des organes touchés par le cancer.
- La thérapie d'ablation thermique guidée par l'image utilise la chaleur ou le froid extrême pour détruire le cancer.

Le cancer se développera peut-être à nouveau, mais le traitement ciblé pourrait ralentir sa croissance. C'est pourquoi vous pourriez conserver votre traitement actuel. Sinon, le cancer pourrait se développer plus rapidement si on arrête le traitement ciblé.

Le passage à un autre traitement ciblé peut s'avérer utile, surtout en présence de nouvelles mutations. Le lorlatinib après l'alectinib, le brigatinib ou le céritinib, pourrait constituer une option en présence d'une mutation telle qu'une mutation G1202R ou L1196M d'*ALK*. Après avoir pris du crizotinib, vous pourriez passer à l'alectinib, au brigatinib, au céritinib ou au lorlatinib.

S'il est probable que le traitement ciblé ne sera d'aucune aide, l'oncologue pourrait recommander d'autres traitements. Des options figurent au Chapitre 5.

Guide 6 Options possibles après le développement du CPNPC métastatique pendant le traitement ciblant l'ALK
Le traitement local de tumeurs limitées peut s'avérer bénéfique pour certaines personnes
Poursuite du traitement de première intention s'il offre un certain bénéfice • Poursuite de l'alectinib, du brigatinib, du céritinib ou du lorlatinib si le cancer ne s'est pas propagé à beaucoup d'autres endroits • Poursuite du crizotinib si le cancer ne s'est pas propagé au cerveau ou à beaucoup d'autres endroits
Passage à un nouvel inhibiteur d'ALK • Passage au lorlatinib en présence d'une mutation qui entrave totalement l'efficacité de l'alectinib, du brigatinib ou du céritinib • Passage à l'alectinib, au brigatinib, au céritinib ou au lorlatinib si sous crizotinib auparavant
Instauration d'un traitement adapté au type de cellules tel que répertorié au Chapitre 5

Réarrangement de *ROS1*

Un récepteur de la surface cellulaire, appelé « ROS », peut être hyperactif ; les cellules cancéreuses du poumon se développent alors rapidement. L'hyperactivité est due à un réarrangement génétique lors duquel des parties de deux gènes prennent la place l'une de l'autre.

L'entrectinib (Rozlytrek), le crizotinib (Xalkori) ou le répotrectinib (Augtyro) sont les options privilégiées. L'entrectinib ou le répotrectinib pourraient être plus efficaces pour traiter et prévenir la propagation du cancer du poumon au cerveau. L'autre option est le céritinib (Zykadia).

À terme, le cancer se développera malgré la poursuite du traitement ciblé. Si le cancer ne s'est pas propagé à beaucoup d'autres endroits, l'oncologue pourrait recommander un traitement local : une intervention chirurgicale ou une radiothérapie, par exemple. Vous pourriez également poursuivre votre traitement actuel s'il présente certains bénéfices.

Un autre traitement ciblé peut être utilisé. Si le cancer du poumon se propage au cerveau, peut-être vous fera-t-on passer du crizotinib à l'entrectinib, au répotrectinib ou au lorlatinib, par exemple. On pourrait également utiliser le lorlatinib ou le répotrectinib pour traiter un cancer du poumon plus étendu.

S'il est probable que le traitement ciblé ne sera d'aucune aide, l'oncologue pourrait recommander d'autres traitements. Des options figurent au Chapitre 5.

Mutation V600E de *BRAF*

La protéine de signalisation BRAF peut être hyperactive, entraînant une croissance rapide des cellules tumorales. C'est une mutation V600E de *BRAF* qui provoque son hyperactivité.

Le traitement privilégié est dabrafénib + tramétinib ou encorafénib et binimétinib. Le dabrafénib (Tafinlar) et l'encorafénib (Braftovi) coupent les signaux de croissance issus de BRAF.

La protéine MEK se situe dans la même voie de signalisation que BRAF. Le tramétinib (Mekinist)

« Renseignez-vous sur les essais cliniques en cours adaptés à votre cas et sur les services que votre hôpital et d'autres établissements proposent aux patients atteints d'un cancer ; notamment : conseils, kinésithérapie, soins palliatifs et médecine intégrative. Ne soyez pas timide. Plaidez votre propre cause. Ou demandez à un proche de plaider pour vous. »

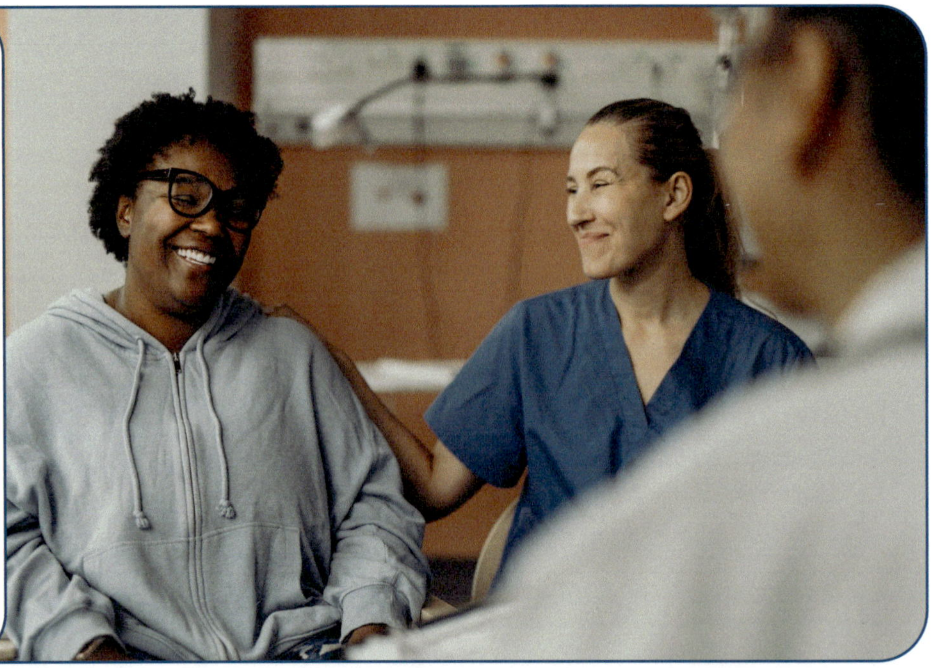

et le binimétinib (Mektovi) coupent les signaux de croissance issus de MEK.

Si l'association dabrafénib + trametinib vous rend trop malade, vous pourriez recevoir du dabrafénib seul ou du vémurafénib (Zelboraf). Le vémurafénib coupe lui aussi les signaux de croissance issus de BRAF.

Autre option pour le traitement initial : un traitement systémique basé sur le type des cellules cancéreuses (voir Chapitre 5).

À terme, le cancer s'aggravera malgré le traitement ciblé. Vous pourriez recevoir un traitement basé sur le type des cellules cancéreuses après le traitement ciblé. S'il n'a pas encore été utilisé, on pourrait entamer un traitement par dabrafénib + tramétinib ou encorafénib + binimétinib si le cancer se développe avec un autre type de traitement.

Fusion du gène *NTRK*

Les cellules cancéreuses comportent une famille de 3 récepteurs de la surface cellulaire du nom de TRK. Les gènes *NTRK* contiennent des instructions pour générer TRK. Dans certains cancers du poumon, le TRK est trop abondant ; cela entraîne une croissance cellulaire rapide. C'est l'association (fusion) de *NTRK* avec un autre gène qui entraîne l'excès de TRK.

Traitement privilégié : les inhibiteurs de TRK. Ces traitements comprennent : larotrectinib (Vitrakvi), entrectinib (Rozlytrek) et répotrectinib (Augtyro). Parfois, un traitement basé sur le type des cellules cancéreuses peut s'avérer utile en tant que premier traitement (voir Chapitre 5).

À terme, le cancer s'aggravera malgré le traitement ciblé. Le traitement suivant pourrait être basé sur le type des cellules. S'ils n'ont pas encore été utilisés, on pourrait entamer un traitement par inhibiteurs de TRK si le cancer se développe avec un autre type de traitement.

Saut de l'exon 14 de *MET*

Dans certains cancers du poumon, on observe une trop grande quantité d'un récepteur de surface cellulaire du nom de « MET ». L'excès de MET entraîne une croissance cellulaire rapide. L'une des causes de l'excès de MET est la suppression (l'omission ou le saut) d'une partie du gène *MET* appelé l'exon 14.

Traitement privilégié : les inhibiteurs de MET. Ces traitements comprennent : capmatinib (Tabrecta) et tépotinib (Tepmetko). Le crizotinib (Xalkori) s'avère utile pour certaines personnes. Il inhibe MET et d'autres kinases. Parfois, un traitement basé sur le type des cellules cancéreuses peut s'avérer utile en tant que premier traitement (voir Chapitre 5).

À terme, le cancer s'aggravera après le traitement ciblé. Le traitement suivant pourrait être basé sur le type des cellules. S'ils n'ont pas encore été utilisés, on pourrait entamer un traitement par inhibiteurs de MET si le cancer se développe avec d'autres types de traitements.

« **Bonne nouvelle : le secteur médical a fait de grands progrès dans le traitement du cancer. Il est capable de créer un traitement personnalisé spécifiquement adapté à votre cas. »**

Réarrangement de *RET*

Une kinase du récepteur de la surface cellulaire, appelée « RET », peut être hyperactive et entraîner la multiplication des cellules du poumon. L'hyperactivité est due à un réarrangement génétique lors duquel des parties de gènes prennent la place les unes des autres.

Traitement privilégié : les inhibiteurs de RET. Ces traitements comprennent : selpercatinib (Retevmo) et pralsétinib (Gavreto). Le cabozantinib (Cometriq, Cabometyx) s'avère utile pour certaines personnes. Il inhibe RET et d'autres kinases mais n'est pas aussi efficace que les traitements privilégiés.

À terme, le cancer s'aggravera malgré le traitement ciblé. Après un traitement ciblé, un traitement basé sur le type des cellules pourrait être une option. Consultez le Chapitre 5. S'ils n'ont pas encore été utilisés, on pourrait entamer un traitement par inhibiteurs de RET si le cancer se développe avec d'autres types de traitements.

Mutations d'*ERBB2 (HER2)*

Les cellules associées au cancer du poumon sont dotées, en surface, d'un récepteur du nom de « HER2 ». Certaines mutations du gène qui produit HER2 entraînent une hyperactivité du récepteur. L'hyperactivité d'HER2 entraîne une croissance rapide des cellules cancéreuses.

Les cancers du poumon avec mutations *HER2* sont tout d'abord traités selon le type de cellules cancéreuses. Consultez le Chapitre 5 pour connaître les options thérapeutiques. Si le cancer se développe, vous pourriez recevoir un conjugué anticorps-médicament.

Le fam-trastuzumab déruxtecan-nxki (Enhertu) est le traitement privilégié. Autre option : ado-trastuzumab emtansine (Kadcyla). Après un conjugué, les options thérapeutiques sont à nouveau basées sur le type de cellules cancéreuses.

Points clés

- Une mutation pilote transforme des cellules normales en cellules cancéreuses. L'analyse des biomarqueurs permet de détecter des mutations pilotes.
- On utilise des traitements ciblés pour traiter des mutations pilotes dans le cadre d'un cancer du poumon.
- Quasiment toutes les mutations pilotes connues sont associées à au moins un traitement ciblé et, bien souvent, à d'autres schémas thérapeutiques. Lorsque le cancer se développe pendant le traitement ciblé, on peut le poursuivre ou passer à un autre traitement ciblé.
- S'il est peu probable que le traitement ciblé soit utile, vous pourriez recevoir un traitement en fonction du type de cellules.
- Demandez à votre équipe soignante une liste complète des effets indésirables de vos traitements. Informez également votre équipe thérapeutique de tout nouveau symptôme ou de toute aggravation d'un symptôme que vous observerez.

4

Traitement basé sur PD-L1

Certaines cellules liées au cancer du poumon évitent la mort en arrêtant les lymphocytes T. L'immunothérapie restaure la capacité de ces lymphocytes T à tuer. Lisez ce chapitre pour en savoir plus sur les aptitudes à la survie des cellules cancéreuses.

Points de contrôle immunitaires

Le système immunitaire constitue les défenses naturelles de l'organisme contre les maladies. Des globules blancs du nom de « lymphocytes T » sont un élément clé de ce système. Les lymphocytes T qui tuent des cellules cancéreuses sont qualifiés de « cytotoxiques » ou de « tueurs ».

Le système immunitaire est doté de « freins » afin d'empêcher ou de ralentir une réponse immunitaire. Ces freins s'appellent des « points de contrôle immunitaires ». Ils protègent les cellules saines de l'organisme. CTLA-4 et PD-1 sont deux types de « pédales de frein » des lymphocytes T.

Chez les personnes atteintes d'un cancer du poumon, les pédales de frein des lymphocytes T peuvent être surexploitées. PD-1 est activé lorsqu'il se fixe à PD-L1 sur les cellules cancéreuses. CTLA-4 est activé lorsqu'il se fixe à la B7 sur des cellules immunitaires dites dendritiques. Lorsque les freins sont activés, les lymphocytes T ne peuvent pas tuer de cellules cancéreuses.

Immunothérapie

L'immunothérapie utilise le système immunitaire pour tuer les cellules cancéreuses. Les inhibiteurs de points de contrôle immunitaires sont un type d'immunothérapie permettant de relâcher les pédales de frein qui brident les lymphocytes T.

Ce chapitre aborde 7 points de contrôle immunitaires. Ces inhibiteurs des points de contrôle bloquent les protéines afin que les points de contrôle immunitaires restent désactivés.

- Le pembrolizumab (Keytruda), le nivolumab (Opdivo) et le cémiplimab-rwlc (Libtayo) sont des inhibiteurs de PD-1. Ils se fixent à PD-1 sur les lymphocytes T afin d'empêcher la PD-L1 des cellules cancéreuses de se fixer.
- L'atézolizumab (Tecentriq) et le durvalumab (Imfinzi) sont des inhibiteurs de PD-L1. Ils se fixent à PD-L1 sur les cellules cancéreuses pour empêcher la PD-L1 des lymphocytes T de se fixer.
- L'ipilimumab (Yervoy) et le trémélimumab-actl (Imjudo) sont des inhibiteurs de CTLA-4. Ils se fixent à CTLA-4 sur les lymphocytes T et bloquent la fixation sur B7.

Les inhibiteurs de points de contrôle immunitaires sont lentement injectés dans une veine (perfusion). L'administration de la dose totale peut durer 30 ou 60 minutes. Les perfusions sont administrées à quelques semaines d'intervalle.

Le nombre de semaines écoulées entre deux perfusions dépend de l'inhibiteur utilisé. Souvent, les patients reçoivent les perfusions pendant 2 ans maximum ou jusqu'à ce que les traitements n'agissent plus.

Quand ne pas avoir recours à l'immunothérapie ?

Il ne faut pas traiter tous les cancers par immunothérapie.

- Les cancers présentant des mutations pilotes connues doivent tout d'abord être traités comme expliqué au Chapitre 3.
- L'immunothérapie pourrait être dangereuse si vous présentez une maladie auto-immune ou prenez des médicaments qui suppriment votre système immunitaire.
- L'immunothérapie pourrait être dangereuse si vous avez subi une greffe d'organe.
- L'immunothérapie est bien entendu dangereuse si votre indice de performance est médiocre. Des scores élevés de 3 ou 4 indiquent une mauvaise santé.

Effets indésirables

Les inhibiteurs de points de contrôle immunitaires peuvent permettre à vos cellules immunitaires d'attaquer vos cellules saines. Les effets indésirables liés au système immunitaire peuvent survenir pendant ou après le traitement.

Pour en savoir plus sur les effets indésirables liés au système immunitaire, rendez-vous sur NCCN.org/patientguidelines et sur l'application NCCN Patient Guides for Cancer.

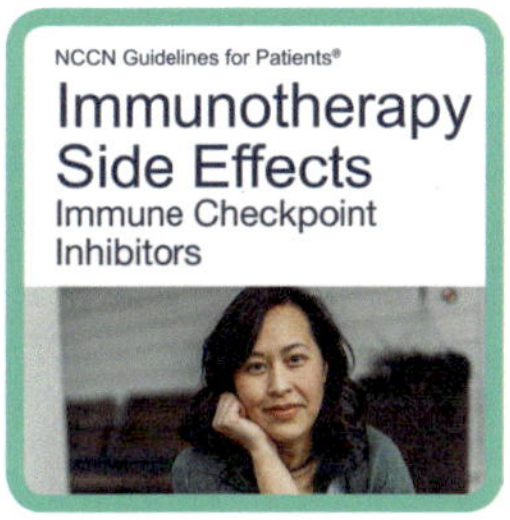

Inhibiteurs de PD-1 et PD-L1

Certaines cellules associées au cancer du poumon expriment PD-L1 à leur surface. PD-L1 peut se fixer à PD-1 sur des lymphocytes T et empêcher ces lymphocytes T de tuer des cellules cancéreuses. On utilise deux types d'immunothérapie pour stopper PD-L1 sur les cellules cancéreuses. Les inhibiteurs de PD-L1 se fixent aux cellules cancéreuses et les inhibiteurs de PD-1 se fixent aux lymphocytes T. Une fois l'un ou l'autre des inhibiteurs fixé, les lymphocytes T peuvent attaquer les cellules cancéreuses.

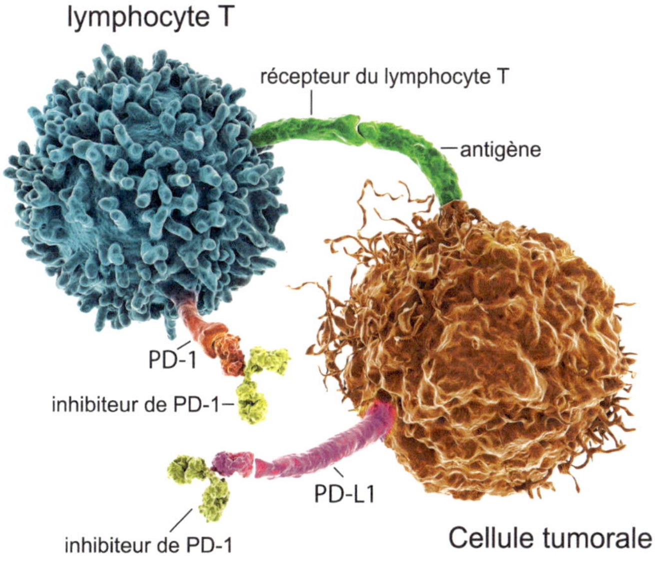

Options thérapeutiques

En matière d'immunothérapie, les options sont en partie basées sur PD-L1. Un anatomopathologiste évaluera le pourcentage de cellules cancéreuses exprimant PD-L1. Un échantillon de la tumeur pulmonaire est nécessaire pour les examens.

- Un PD-L1 élevé signifie qu'au moins la moitié des cellules cancéreuses expriment PD-L1 (50 % ou plus).
- Un PD-L1 bas signifie que moins de la moitié des cellules cancéreuses expriment PD-L1 (1 à 49 %).
- L'absence de PD-L1 signifie que moins de 1 cellule sur 100 exprime PD-L1 (moins de 1 %).

Concernant les cancers du poumon exprimant PD-L1, consultez le **Guide 7,** vous y trouverez une liste des options thérapeutiques adaptées à l'adénocarcinome, au carcinome à grandes

Guide 7
Traitement du CPNPC métastatique avec PD-L1 élevé ou bas : adénocarcinome, carcinome à grandes cellules et types rares de cellules

Schémas thérapeutiques	PD-L1 bas	PD-L1 élevé
Atézolizumab		● (orange)
Cémiplimab-rwlc		● (orange)
Pembrolizumab	●	● (orange)
Pembrolizumab, carboplatine, pémétrexed	● (orange)	● (orange)
Pembrolizumab, cisplatine, pémétrexed	● (orange)	● (orange)
Cémiplimab-rwlc, carboplatine, pémétrexed	● (orange)	● (orange)
Cémiplimab-rwlc, cisplatine, pémétrexed	● (orange)	● (orange)
Atézolizumab, carboplatine, paclitaxel, bévacizumab	●	●
Atézolizumab, carboplatine, paclitaxel lié à l'albumine	●	●
Nivolumab, ipilimumab, carboplatine, pémétrexed	●	●
Nivolumab, ipilimumab, cisplatine, pémétrexed	●	●
Cémiplimab-rwlc, carboplatine, paclitaxel	●	●
Cémiplimab-rwlc, cisplatine, paclitaxel	●	●
Trémélimumab-actl, durvalumab, carboplatine, paclitaxel lié à l'albumine	●	●
Trémélimumab-actl, durvalumab, carboplatine, pémétrexed	●	●
Trémélimumab-actl, durvalumab, cisplatine, pémétrexed	●	●
Nivolumab, ipilimumab	●	●

● (orange) Schémas thérapeutiques privilégiés car plus efficaces, plus sûrs ou moins coûteux que les autres options, ou de meilleures données viennent étayer leur utilisation cellules et aux types rares de cellules. Les options thérapeutiques adaptées au carcinome à cellules squameuses sont répertoriées au **Guide 8.**

Le traitement des cancers du poumon n'exprimant pas PD-L1 est abordé au *Chapitre 5 : Traitements par types de cellules.*

Traitement de première intention

Certains cancers avec PD-L1 élevé sont traités uniquement à l'aide d'un inhibiteur de point de contrôle immunitaire. Il est également possible d'associer des inhibiteurs de point de contrôle à une chimiothérapie, que PD-L1 soit élevé ou bas.

Lors d'une chimiothérapie à base de doublet de platine, on administre du cisplatine ou du carboplatine associé à un autre type de chimiothérapie. On peut l'administrer avec des inhibiteurs de point de contrôle. La chimiothérapie à base de doublet de platine peut provoquer de graves effets indésirables ; votre état de santé doit donc être suffisamment bon pour qu'on puisse vous administrer cette chimiothérapie.

Le bévacizumab fait partie d'un schéma thérapeutique avec atézolizumab. Il s'agit d'un traitement ciblé appelé « anticorps anti-VEGF ». Il stoppe la croissance des vaisseaux sanguins des tumeurs. Privées de sang, les cellules cancéreuses meurent.

Guide 8
Traitement du CPNPC métastatique avec PD-L1 : carcinome à cellules squameuses

Schémas thérapeutiques	PD-L1 bas	PD-L1 élevé
Atézolizumab		🟠
Cémiplimab-rwlc		🟠
Pembrolizumab	●	🟠
Pembrolizumab, carboplatine, paclitaxel	🟠	🟠
Pembrolizumab, carboplatine, paclitaxel lié à l'albumine	🟠	🟠
Cémiplimab-rwlc, carboplatine, paclitaxel	🟠	🟠
Cémiplimab-rwlc, cisplatine, paclitaxel	🟠	🟠
Nivolumab, ipilimumab, carboplatine, paclitaxel	●	●
Trémélimumab-actl, durvalumab, carboplatine, paclitaxel lié à l'albumine	●	●
Trémélimumab-actl, durvalumab, carboplatine, gemcitabine	●	●
Trémélimumab-actl, durvalumab, cisplatine, gemcitabine	●	●
Nivolumab, ipilimumab	●	●

🟠 Schémas thérapeutiques privilégiés car plus efficaces, plus sûrs ou moins coûteux que les autres options, ou de meilleures données viennent étayer leur utilisation

Traitement d'entretien

Si les résultats du traitement sont bons, vous pourriez passer au traitement d'entretien qui comprend des éléments de votre traitement de première intention. C'est ce que l'on appelle l'entretien en continu.

L'objectif du traitement d'entretien est de prolonger la période qui va s'écouler avant que le cancer ne s'aggrave. Les options concernant le traitement d'entretien sont répertoriées dans le **Guide 9.**

Chez la plupart des patients, le cancer du poumon se développe à nouveau dans un délai de quelques années après l'instauration du traitement de première intention. Le traitement suivant est basé sur les types de cellules, comme indiqué au Chapitre 5.

« **Des personnes vont vous demander en quoi elles peuvent vous être utiles. Donnez des indications précises. Par exemple, dites : "Tu pourrais me faire à manger. Avec des portions d'environ 110 grammes s'il te plait, car c'est tout ce que je peux manger en une seule fois". »**

Guide 9
Traitement d'entretien des CPNPC métastatiques exprimant PD-L1

Adénocarcinome, carcinome à grandes cellules et types rares de cellules	Le traitement d'entretien est basé sur votre traitement de première intention : • Pembrolizumab • Pembrolizumab, pémétrexed • Atézolizumab, bévacizumab • Atézolizumab • Nivolumab, ipilimumab • Cémiplimab-rwlc • Cémiplimab-rwlc, pémétrexed • Durvalumab • Durvalumab, pémétrexed
Cancer du poumon à cellules squameuses	Le traitement d'entretien est basé sur votre traitement de première intention : • Pembrolizumab • Atézolizumab pour les CPNPC avec PD-L1 élevé • Nivolumab, ipilimumab • Cémiplimab-rwlc • Durvalumab

Points clés

- Le système immunitaire est le dispositif de défense de l'organisme contre les maladies. Les lymphocytes T font partie de ce système. Ils tuent les cellules cancéreuses.
- Les points de contrôle immunitaires gardent les réponses immunitaires sous contrôle. PD-1 et CTLA-4 sont deux types de points de contrôle immunitaires sur les lymphocytes T.
- Chez les personnes atteintes d'un CPNPC, PD-1 et CTLA-4 sont souvent activés et empêchent les lymphocytes T de tuer des cellules cancéreuses.
- Les inhibiteurs de points de contrôle immunitaires sont un type d'immunothérapie qui empêche l'activation de PD-1 et CTLA-4.
- Il existe de nombreux schémas thérapeutiques à base d'inhibiteurs de points de contrôle. Le choix se fera selon le taux de PD-L1 et le type de CPNPC.
- Si la croissance du cancer ralentit, vous pourriez poursuivre avec certains d'entre eux afin d'augmenter le délai écoulé avant la reprise de la croissance du cancer. Cela s'appelle le « traitement d'entretien ».

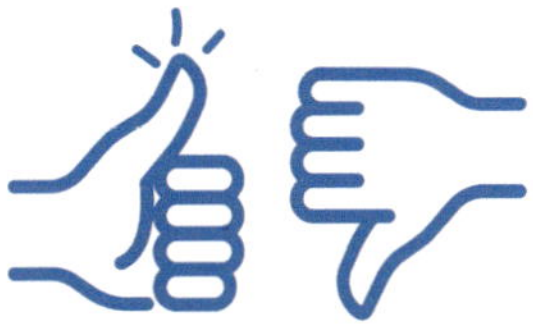

Donnez-nous votre avis !

Prenez un moment pour répondre à une enquête en ligne sur les NCCN Guidelines for Patients.

NCCN.org/patients/response

5
Traitement par types de cellules

En matière de cancer du poumon, il n'y a pas deux personnes identiques. Le cancer du poumon varie d'une personne à une autre en fonction des types de cellules concernés. Lisez ce chapitre afin de connaître les meilleures options thérapeutiques basées sur les types de cellules.

Planification du traitement

De nombreux cancers du poumon non à petites cellules (CPNPC) ne sont pas associés à un biomarqueur connu qu'on peut utiliser pour le traitement. En l'absence de tels biomarqueurs, les soins liés au cancer doivent être basés sur d'autres facteurs.

L'un des facteurs décisifs est votre capacité à pratiquer les activités quotidiennes. Cette capacité est appelée « indice de performance ». Le cancer et d'autres maladies peuvent limiter vos capacités. Si vos capacités sont limitées, certains traitements contre le cancer peuvent entraîner de graves problèmes de santé.

L'indice de performance de l'Eastern Cooperative Oncology Group (ECOG) est un système de notation courant. Il se compose de cinq scores allant de 0 à 4. Plus le score est bas, plus vous êtes capable de vous occuper de vous.

Un score de performance de 0, 1 ou 2 indique que vous êtes plutôt en bonne santé. Les experts du NCCN conseillent d'administrer un traitement systémique. Le traitement systémique traite le cancer où qu'il se trouve dans l'organisme. Il peut traiter le cancer dans diverses zones, y compris des zones difficiles d'accès.

Un indice de performance de 3 ou 4 indique que le traitement contre le cancer sera nocif. Les experts du NCCN conseillent l'administration de soins de support. Les soins de support visent à améliorer votre qualité de vie. On les appelle parfois les soins palliatifs.

L'un de leurs objectifs est de traiter les symptômes dus au cancer. Ils sont également utiles pour les aspects psychologiques, sociaux et spirituels. Parlez des soins de support avec l'équipe soignante afin qu'elle élabore le meilleur plan pour vous.

Vous trouverez de plus amples informations concernant les soins de support sur NCCN.org/patientguidelines et sur l'application NCCN Patient Guides for Cancer.

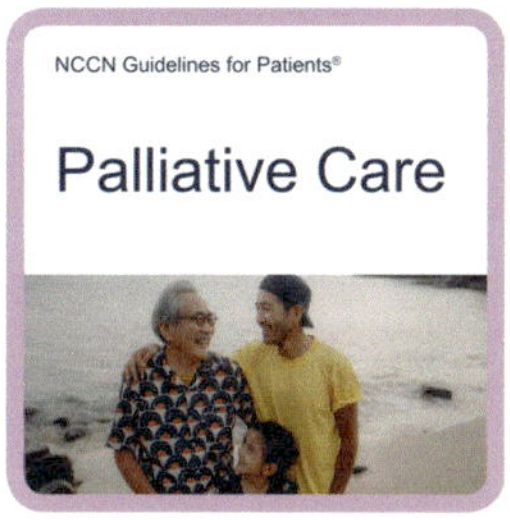

Types de traitements systémiques

L'oncologue va vous prescrire un schéma thérapeutique adapté à votre cas. Un schéma thérapeutique consiste en un ou plusieurs médicaments avec une dose, un horaire et une durée spécifiques.

Chimiothérapie

La chimiothérapie est le traitement classique du cancer du poumon métastatique étendu. Elle tue les cellules à croissance rapide, y compris les cellules cancéreuses.

La chimiothérapie associée au CPNPC se présente souvent sous la forme d'un liquide injecté dans une veine. Certaines injections sont effectuées dans le bras ou la main, tandis que d'autres sont réalisées à l'aide d'un dispositif implanté appelé « chambre ». Une perfusion est un goutte-à-goutte lent, contrôlé par une pompe, qui peut durer plusieurs heures.

La chimiothérapie provoque des effets indésirables parce qu'elle tue des cellules à croissance rapide normales en plus des cellules cancéreuses. Chaque chimiothérapie est associée à ses propres effets indésirables , alors demandez à l'équipe soignante à quoi vous devez vous attendre.

Vous trouverez des informations sur les effets indésirables courants de la chimiothérapie sur NCCN.org/patientguidelines et sur l'application NCCN Patient Guides for Cancer.

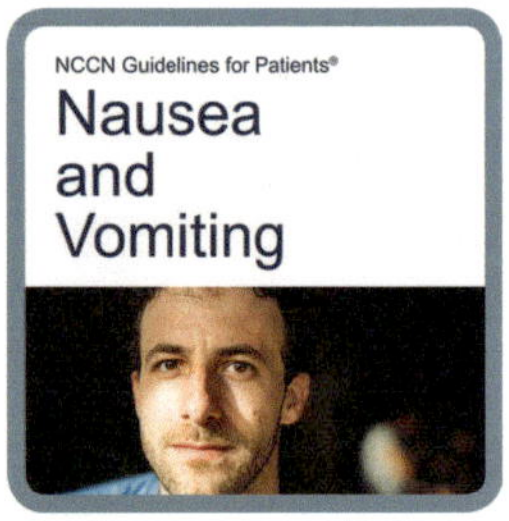

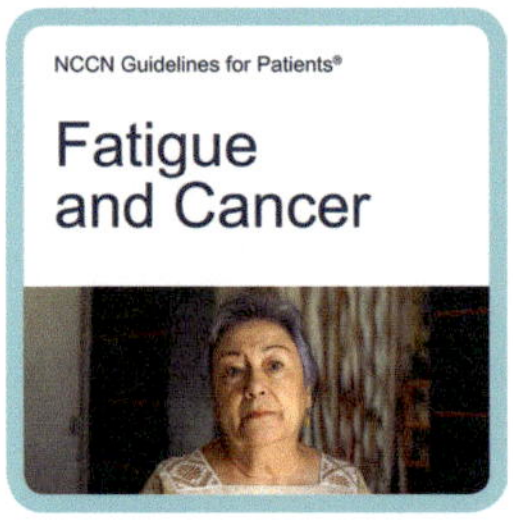

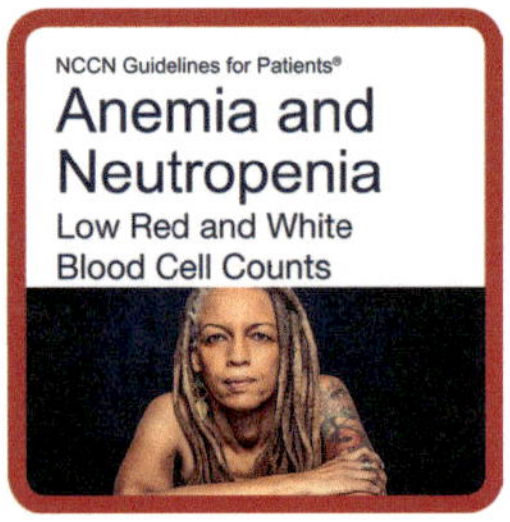

Immunothérapie

L'immunothérapie utilise le système immunitaire pour tuer les cellules cancéreuses. Les inhibiteurs de points de contrôle immunitaires sont un type d'immunothérapie. Ils rendent aux lymphocytes T du système immunitaire leur capacité à tuer des cellules cancéreuses.

Les inhibiteurs de points de contrôle sont administrés par perfusion. L'administration de la dose totale peut durer 30 ou 60 minutes.

Des inhibiteurs de points de contrôle immunitaires peuvent amener vos cellules immunitaires à attaquer vos cellules saines. Pour en savoir plus sur la prise en charge des effets indésirables liés au système immunitaire, rendez-vous sur NCCN.org/patientguidelines et sur l'application NCCN Patient Guides for Cancer.

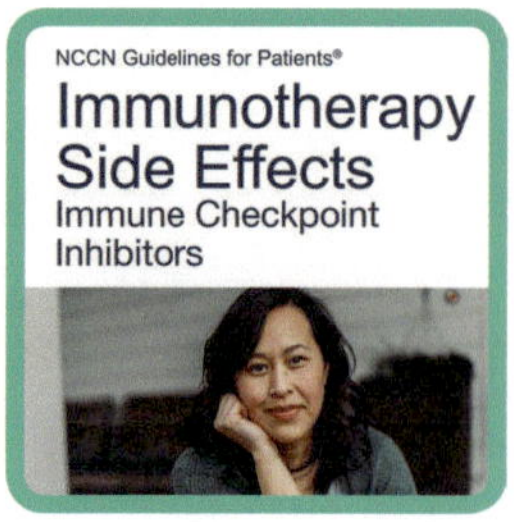

Traitements ciblés

Le bévacizumab fait partie de certains schémas thérapeutiques administrés pour traiter le cancer du poumon. Il s'agit d'un traitement ciblé appelé « anticorps anti-VEGF ». Il stoppe la croissance des vaisseaux sanguins des tumeurs. Privées de sang, les cellules cancéreuses meurent.

Le bévacizumab est administré par perfusion. L'administration de la première dose durera environ 90 minutes. L'administration de chaque dose ultérieure devrait durer 30 à 60 minutes.

Les effets secondaires les plus fréquents du bevacizumab sont l'hypertension artérielle, les maux de tête, l'altération du goût, la sécheresse ou l'inflammation de la peau, le larmoiement et les douleurs dorsales.

Problèmes moins fréquents mais graves, susceptibles de survenir : fissures au niveau du système digestif, plaies qui ne cicatrisent pas, saignements graves et caillots sanguins dans des veines profondes.

Traitement de première intention

Le premier traitement qui vous est administré est appelé « traitement de première intention ». L'oncologue va choisir un schéma thérapeutique adapté à votre cas en se basant sur :

- Votre état de santé et les médicaments que vous prenez
- Votre indice de performance (il doit être de 0, 1 ou 2 pour ces traitements)
- Le type de cellules — adénocarcinome, carcinome à grandes cellules, carcinome à cellules squameuses ou un type rare de CPNPC

On décrit parfois les CPNPC associés à des types rares de cellules par le terme « non spécifié par ailleurs » (ou NOS - not otherwise specified).

Schémas thérapeutiques *avec* inhibiteurs de points de contrôle immunitaires

Si votre indice de performance est égal à 0 ou 1, votre traitement contre le cancer peut comporter des inhibiteurs de points de contrôle immunitaires.

Les inhibiteurs de points de contrôle immunitaires permettent de traiter les cancers du poumon exprimant PD-L1, comme expliqué au Chapitre 4. Mais ils permettent également de prolonger la durée de vie lorsque le cancer du poumon n'exprime pas PD-L1.

- Le pembrolizumab (Keytruda), le nivolumab (Opdivo) et le cémiplimab-rwlc (Libtayo) sont des inhibiteurs de PD-1.
- L'atézolizumab (Tecentriq) et le durvalumab (Imfinzi) sont des inhibiteurs de PD-L1.
- L'ipilimumab (Yervoy) et le trémélimumab-actl (Imjudo) sont des inhibiteurs de CTLA-4.

L'oncologue vous prescrira des inhibiteurs de points de contrôle immunitaires uniquement s'ils sont sans danger et efficaces dans votre cas. Ils pourraient être dangereux si vous avez subi une greffe d'organe, présentez une maladie auto-immune ou prenez des médicaments qui inhibent votre système immunitaire. Ils pourraient ne pas être très efficaces si votre cancer est associé aux biomarqueurs EGFR ou ALK.

Types de cancers du poumon non à petites cellules

Il y a 3 principaux types de cancers du poumon non à petites cellules. L'adénocarcinome est le type le plus courant. Ce cancer touche les cellules qui produisent le mucus. Le carcinome à grandes cellules apparaît dans de grandes cellules des poumons. Le carcinome à cellules squameuses apparaît dans des cellules squameuses.

Crédit : https://commons.wikimedia.org/wiki/File:Mucinous_lung_adenocarcinoma_--_high_mag.jpg

https://commons.wikimedia.org/wiki/File:Large_cell_carcinoma_of_the_lung_.jpg

https://commons.wikimedia.org/wiki/File:Lung_squamous_carcinoma_--_high_mag.jpg

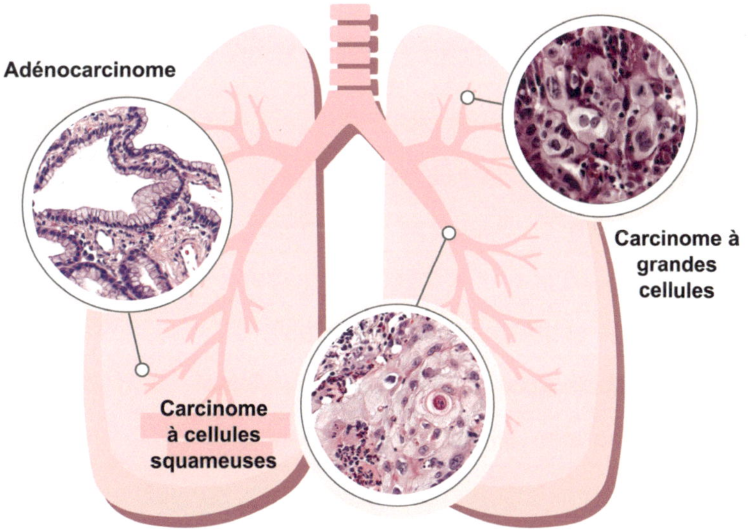

On administre souvent la chimiothérapie à base de doublet de platine avec des inhibiteurs de point de contrôle immunitaire. Cette association de traitements s'appelle une chimio-immunothérapie. Consultez le **Guide 10** et le **Guide 11** pour connaître les schémas thérapeutiques.

La chimiothérapie à base de doublet de platine consiste en deux types de chimiothérapies. L'une des deux est du cisplatine ou du carboplatine. La seconde chimiothérapie est, au choix, du pémétrexed (Alimta, Pemfexy), du paclitaxel, du paclitaxel avec de l'albumine humaine (Abraxane), de l'étoposide (Toposar, Etopophos) ou de la gemcitabine (Gemzar, Infugem). On n'administre pas de pémétrexed en cas de carcinome à cellules squameuses.

Guide 10
Traitement de première intention du CPNPC en fonction de l'indice de performance (PS) : adénocarcinome, carcinome à grandes cellules et types rares de cellules

Schémas thérapeutiques avec inhibiteurs de points de contrôle immunitaires	**PS = 0 ou 1**	**PS = 2**
Carboplatine ou cisplatine, pémétrexed, pembrolizumab	● (privilégié)	
Carboplatine ou cisplatine, pémétrexed, cémiplimab-rwlc	● (privilégié)	
Carboplatine, paclitaxel, bévacizumab, atézolizumab	●	
Carboplatine, paclitaxel lié à l'albumine, atézolizumab	●	
Nivolumab, ipilimumab	●	
Carboplatine ou cisplatine, pémétrexed, nivolumab, ipilimumab	●	
Carboplatine ou cisplatine, paclitaxel, cémiplimab-rwlc	●	
Carboplatine, paclitaxel lié à l'albumine, durvalumab, trémélimumab-actl	●	
Carboplatine ou cisplatine, pémétrexed, durvalumab, trémélimumab-actl	●	
Schémas thérapeutiques sans inhibiteurs de points de contrôle immunitaires		
Carboplatine, pémétrexed	●	● (privilégié)
Carboplatine, paclitaxel, bévacizumab	●	
Carboplatine ou cisplatine, pémétrexed, bévacizumab	●	
Carboplatine et une autre chimiothérapie	●	●
Cisplatine et une autre chimiothérapie	●	
Gemcitabine avec docétaxel ou vinorelbine	●	●
Chimiothérapie utilisant un seul agent		●

● (orange) Schémas thérapeutiques privilégiés car plus efficaces, plus sûrs ou moins coûteux que les autres options, ou de meilleures données viennent étayer leur utilisation

En plus de la chimio-immunothérapie, l'immunothérapie seule pourrait être une autre option dans votre cas. Vous pourriez recevoir du nivolumab et de l'ipilimumab si votre indice de performance est égal à 0 ou 1.

Schémas thérapeutiques *sans* inhibiteurs de points de contrôle immunitaires

Lorsque l'immunothérapie n'est pas envisageable, le traitement administré est une chimiothérapie. C'est la chimiothérapie à base de doublet de platine qu'on administre le plus souvent. Le bévacizumab fait partie de certains schémas thérapeutiques.

Guide 11
Traitement de première intention du CPNPC en fonction de l'indice de performance (PS) : carcinome à cellules squameuses

Schémas thérapeutiques avec immunothérapie	PS = 0 ou 1	PS 2
Carboplatine, paclitaxel, pembrolizumab	🟠	
Carboplatine, paclitaxel lié à l'albumine, pembrolizumab	🟠	
Carboplatine ou cisplatine, paclitaxel, cémiplimab-rwlc	🟠	
Nivolumab, ipilimumab	⚫	
Carboplatine, paclitaxel, nivolumab, ipilimumab	⚫	
Carboplatine, paclitaxel lié à l'albumine, durvalumab, trémélimumab-actl	⚫	
Carboplatine ou cisplatine, gemcitabine, durvalumab, trémélimumab-actl	⚫	
Schémas thérapeutiques sans immunothérapie		
Carboplatine, paclitaxel lié à l'albumine	⚫	🟠
Carboplatine, gemcitabine	⚫	🟠
Carboplatine, paclitaxel	⚫	🟠
Carboplatine, docétaxel	⚫	⚫
Carboplatine, étoposide		⚫
Cisplatine avec docétaxel ou étoposide ou gemcitabine ou paclitaxel	⚫	
Gemcitabine avec docétaxel ou vinorelbine	⚫	⚫
Chimiothérapie utilisant un seul agent		⚫

🟠 Schémas thérapeutiques privilégiés car plus efficaces, plus sûrs ou moins coûteux que les autres options, ou de meilleures données viennent étayer leur utilisation

D'autres options comprennent la gemcitabine avec docétaxel ou vinorelbine. Il existe plusieurs options pour une chimiothérapie utilisant un seul agent, il s'agit notamment de :

- Paclitaxel lié à l'albumine
- Docétaxel
- Gemcitabine
- Paclitaxel
- Pémétrexed (uniquement pour les cellules non squameuses)

Surveillance

Le traitement systémique est administré par cycles de jours de traitement suivis de jours de repos. Un cycle dure habituellement 3 ou 4 semaines.

En général, on administre le traitement systémique sur 4 cycles. Si vous supportez bien le traitement, un total de 6 cycles peut être effectué.

Au bout de deux cycles, l'oncologue évaluera les résultats. On peut voir l'étendue du cancer sur les images issues des TDM. Un produit de contraste peut être utilisé. Une nouvelle TDM sera pratiquée au bout de 2 à 4 autres cycles.

Traitement systémique

Le traitement systémique du cancer du poumon est souvent administré sous la forme d'un liquide injecté dans une veine. Une perfusion est un goutte-à-goutte lent, contrôlé par une pompe, qui peut durer plusieurs heures.

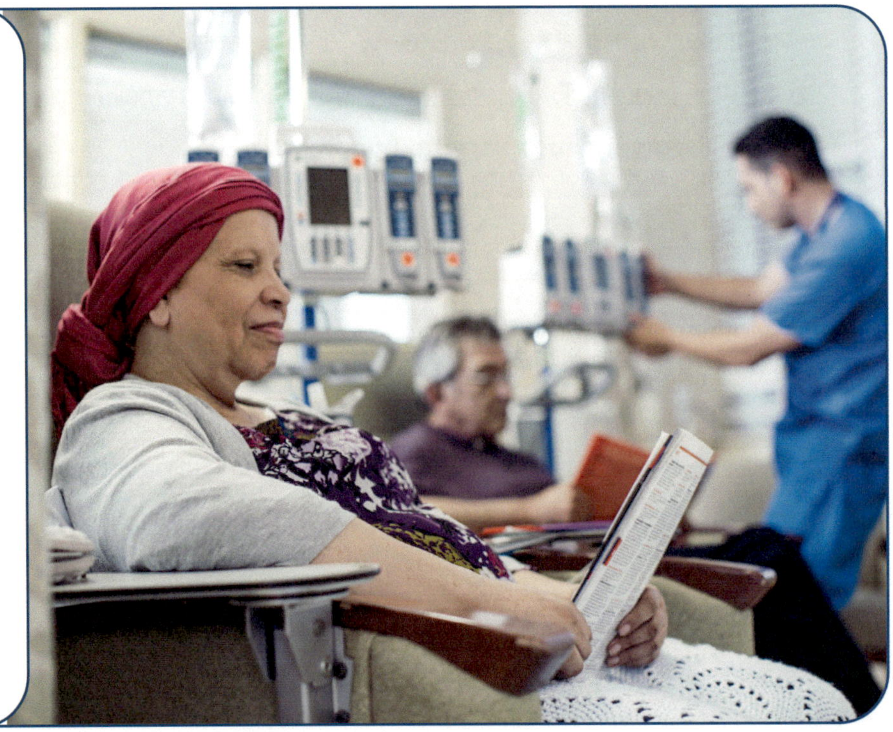

Traitement d'entretien

Si une ligne de traitement s'avère efficace, vous pourriez recevoir un traitement d'entretien une fois le schéma thérapeutique terminé. Le traitement d'entretien vise à prolonger le délai écoulé avant que le cancer ne se développe.

Si les résultats sont bons à la fin du traitement, vous pourriez poursuivre avec au moins un des médicaments. C'est ce que l'on appelle l'entretien en continu.

Autre option : le passage à un médicament qu'on ne vous a pas administré lors du traitement de première intention. C'est ce que l'on appelle l'entretien de substitution. Les options concernant le traitement d'entretien sont répertoriées dans le **Guide 12.**

Si votre traitement de première intention comprend une immunothérapie, vous pourriez rester sous traitement d'entretien pendant 2 ans. Si l'immunothérapie fait partie de votre traitement de deuxième intention, vous resterez sous traitement d'entretien jusqu'à ce que le cancer se développe.

Guide 12
Traitement d'entretien du CPNPC métastatique par type de cellules

Adénocarcinome, carcinome à grandes cellules et types rares de cellules	Entretien en continu • Bévacizumab • Pémétrexed • Bévacizumab, pémétrexed • Pembrolizumab, pémétrexed • Atézolizumab, bévacizumab • Cémiplimab-rwlc avec ou sans pémétrexed • Atézolizumab • Nivolumab, ipilimumab • Durvalumab avec ou sans pémétrexed • Gemcitabine Entretien de substitution • Pémétrexed
Cancer du poumon à cellules squameuses	Entretien en continu • Cémiplimab-rwlc • Durvalumab • Pembrolizumab • Nivolumab et ipilimumab • Gemcitabine

Traitement de deuxième intention

Le cancer du poumon recommence souvent à se développer après le traitement de première intention. Les options de soins sont basées sur l'indice de performance. Cette rubrique décrit le traitement associé à un indice de performance égal à 0, 1 ou 2. Les experts du NCCN recommandent les soins de support lorsque l'indice de performance est égal à 3 ou 4.

Le traitement de deuxième intention est le deuxième traitement utilisé pour soigner le cancer. Si d'autres lignes de traitement sont nécessaires, vous pourriez recevoir les options mentionnées dans cette rubrique. Les options liées au traitement de deuxième intention sont répertoriées dans le **Guide 13.**

- Les inhibiteurs de points de contrôle immunitaires sont privilégiés si vous n'en avez encore jamais reçu. Si le cancer se développe alors que vous êtes sous inhibiteurs de points de contrôle, il n'est pas conseillé de vous faire passer à un autre inhibiteur de points de contrôle.
- Les autres options comprennent docétaxel + ramucirumab. Le ramucirumab est un anticorps anti-VEGF.
- La chimiothérapie utilisant un seul agent (on vous administre alors un seul médicament de chimiothérapie) est une option.

L'oncologue surveillera les résultats du traitement. Vous passerez une TDM toutes les 6 à 12 semaines. Un produit de contraste peut être utilisé.

Essais cliniques

Malgré les progrès en matière de traitements, d'autres recherches sont nécessaires. Les traitements actuels permettent rarement de guérir d'un cancer du poumon métastatique ou d'offrir une longue vie aux patients. Les essais cliniques permettent d'améliorer les traitements.

Un essai clinique est un type de recherche médicale. Après avoir été développées et testées en laboratoire, les nouvelles méthodes potentielles de lutte contre le cancer doivent être étudiées sur des patients. S'il s'avère sûr et efficace lors d'un

Guide 13
Traitement de deuxième intention du CPNPC métastatique

Options privilégiées si vous n'avez pas reçu d'immunothérapie auparavant	• Nivolumab • Pembrolizumab • Atézolizumab
Autres options, que vous ayez déjà reçu ou non une immunothérapie	• Docétaxel • Gemcitabine • Ramucirumab, docétaxel • Paclitaxel lié à l'albumine • Pémétrexed contre l'adénocarcinome, le carcinome à grandes cellules et les types rares de cellules • Fam-trastuzumab déruxtecan-nxkin

essai clinique, un médicament, un dispositif ou une approche thérapeutique peut être approuvé(e) par la FDA.

Toute personne atteinte d'un cancer doit examiner attentivement tous les traitements possibles face à son type de cancer, y compris les traitements standards et les essais cliniques. Demandez à votre oncologue si un essai clinique pourrait être utile dans votre cas.

Phases

La plupart des essais cliniques sur le cancer sont axés sur le traitement. Les essais qui portent sur des traitements se déroulent en plusieurs phases.

- Les essais de phase I étudient la dose, l'innocuité et les effets indésirables d'un médicament ou d'une approche thérapeutique. Ils recherchent également les premiers signes indiquant que le médicament ou l'approche est utile.
- Les essais de phase II étudient l'efficacité du médicament ou de l'approche contre un type de cancer.
- Les essais de phase III testent le médicament ou l'approche par rapport à un traitement standard. Si les résultats sont bons, il peut être approuvé par la FDA.
- Les essais de phase IV étudient l'innocuité et les bénéfices à long terme d'un traitement approuvé par la FDA.

Qui peut participer ?

Chaque essai clinique comporte des règles d'admission, appelées critères d'éligibilité. Ces règles peuvent porter sur l'âge, le type et le stade du cancer, les antécédents de traitement ou l'état de santé général. Ces exigences permettent de s'assurer que les participants sont semblables sur certains points et que l'essai est aussi sûr que possible pour les participants.

Trouver un essai clinique

Aux États-Unis

Centres de lutte contre le cancer du NCCN
NCCN.org/cancercenters

The National Cancer Institute (NCI)
cancer.gov/about-cancer/treatment/clinical-trials/search

Hors États-Unis

The U.S. National Library of Medicine (NLM)
clinicaltrials.gov

Besoin d'aide pour trouver un essai clinique ?

Service d'information sur le cancer (CIS) du NCI
+1.800.4.CANCER (+1.800.422.6237)
cancer.gov/contact

Consentement éclairé

Les essais cliniques sont gérés par un groupe d'experts appelé équipe de recherche. L'équipe de recherche examine avec vous les détails de l'étude, y compris son objectif et les risques et avantages de votre participation. Toutes ces informations sont également fournies dans un formulaire de consentement éclairé. Lisez attentivement le formulaire et posez des questions avant de le signer. Prenez le temps d'en discuter avec votre famille, vos amis ou d'autres personnes de confiance. N'oubliez pas que vous pouvez, à tout moment, quitter l'essai clinique et chercher un traitement en dehors de celui-ci.

Abordez le sujet

N'attendez pas que l'équipe soignante vous parle des essais cliniques. Abordez le sujet et renseignez-vous sur toutes les options thérapeutiques. Si vous trouvez une étude à laquelle vous pourriez être éligible, demandez à votre équipe thérapeutique si vous remplissez les conditions requises. Si vous avez déjà commencé un traitement standard, il se peut que vous ne soyez pas éligible à certains essais cliniques. Essayez de ne pas vous décourager si vous ne pouvez pas y participer. De nouveaux essais cliniques sont disponibles régulièrement.

Questions fréquentes

Les essais cliniques font l'objet de nombreux mythes et idées reçues. De nombreuses personnes atteintes de cancer ne comprennent pas bien les avantages et les risques.

Vais-je recevoir un placebo ?
Les placebos (versions inactives de vrais médicaments) ne sont presque jamais utilisés seuls dans les essais cliniques sur le cancer. Il est courant de recevoir soit un placebo avec un traitement standard, soit un nouveau médicament avec un traitement standard. Si un essai clinique comporte un placebo, vous en serez informé(e), verbalement et par écrit, avant votre participation.

Les essais cliniques sont-ils gratuits ?
La participation à un essai clinique est gratuite. Le promoteur de l'étude paie les coûts liés à la recherche, y compris le médicament à l'étude. Il peut cependant y avoir des coûts indirectement liés à l'essai, par exemple : les frais de déplacement ou de garde des enfants si vous devez vous rendre à des consultations supplémentaires. Pendant l'essai, vous continuerez à recevoir les soins contre le cancer habituels. Ces soins sont facturés et souvent couverts par l'assurance maladie. Vous devez vous acquitter du ticket modérateur et de tous les coûts de ces soins qui ne sont pas couverts par votre assurance.

Points clés

- Le traitement d'un cancer du poumon exempt de biomarqueurs traitables est en partie basé sur l'indice de performance. L'indice de performance représente votre capacité à pratiquer des activités quotidiennes.
- On utilise le traitement de l'ensemble du corps, appelé traitement systémique, chez les personnes présentant un indice de performance égal à 0, 1 ou 2. On recommande généralement les soins de support lorsque l'indice de performance est égal à 3 ou 4.
- L'association chimiothérapie + immunothérapie est recommandée pour les personnes qui sont plutôt en bonne santé. Autres options : chimiothérapie seule ou chimiothérapie + bévacizumab.
- L'oncologue surveillera les résultats du traitement. Vous pourriez recevoir entre 4 et 6 cycles de traitement.
- Le traitement d'entretien permet de ralentir le développement du cancer. Il consiste en un médicament ou plusieurs parmi ceux administrés lors du premier traitement.
- Les options thérapeutiques ultérieures en cas de cancer du poumon sont : l'immunothérapie, si n'en avez pas déjà reçu une ; la chimiothérapie avec ramucirumab, et la chimiothérapie utilisant un seul agent.
- Les essais cliniques sont un type de recherche. Ils permettent d'étudier sur des personnes de nouvelles possibilités de lutter contre le cancer. Un essai clinique peut constituer une option, en plus du traitement standard.

partagez votre expérience.

Répondez à notre enquête et contribuez à améliorer les NCCN Guidelines for Patients pour tout le monde !

NCCN.org/patients/comments

6
Choix du traitement

Il est primordial que vous soyez à l'aise avec le traitement choisi. Cette décision implique une conversation franche et honnête avec votre équipe soignante.

Le choix vous appartient

Dans le cadre d'une prise de décision partagée, vous échangez des informations avec votre équipe soignante, vous discutez des options et vous convenez d'un plan de traitement. Cela commence par une conversation franche et honnête avec votre équipe soignante.

Les décisions relatives au traitement sont très personnelles. Ce qui est important pour vous ne l'est pas forcément pour quelqu'un d'autre. Certains éléments peuvent être déterminants lors de votre prise de décision :

- ce que vous voulez et en quoi cela peut différer de ce que veulent les autres ;
- vos croyances religieuses et spirituelles ;
- vos sentiments à l'égard de certains traitements ;
- vos sentiments concernant la douleur ou les effets indésirables ;
- le coût du traitement, les trajets pour se rendre dans les centres de traitement et l'absentéisme au travail ou dans les études ;
- la qualité et la durée de vie ;
- votre degré d'activité et les activités qui sont importantes pour vous.

Réfléchissez à ce que vous attendez du traitement. Discutez ouvertement des risques et des avantages de certains traitements et certains actes. Évaluez les options et faites part de vos inquiétudes à votre équipe soignante.

Si vous prenez le temps d'établir une relation de confiance avec votre équipe soignante, vous vous sentirez soutenu(e) au moment d'examiner les options et de choisir le traitement.

Deuxième avis

Il est normal de vouloir commencer le traitement le plus tôt possible. Même si le cancer ne peut être ignoré, vous pouvez demander à un autre médecin d'examiner les résultats de vos examens et de vous proposer un plan de traitement. Il s'agit d'obtenir un deuxième avis, et c'est une démarche normale dans la prise en charge du cancer. Même les médecins demandent un deuxième avis !

Comment vous préparer au mieux ?

- Vérifiez auprès de votre mutuelle quelles sont ses règles en matière de deuxième avis. Il se peut que vous ayez à débourser des frais pour consulter des médecins qui ne font pas partie de votre régime d'assurance.
- Faites en sorte que des copies de tous vos dossiers soient envoyées au médecin que vous consulterez pour un deuxième avis.

Groupes de soutien

De nombreuses personnes ayant reçu un diagnostic de cancer trouvent que les groupes de soutien sont utiles. Dans les groupes de soutien, on trouve souvent des personnes à différents stades du traitement. Certaines personnes viennent d'être diagnostiquées, d'autres ont terminé leur traitement. Si votre hôpital ou votre communauté ne propose pas de groupes de soutien pour les personnes atteintes d'un cancer, consultez les sites Internet indiqués dans cet ouvrage.

Questions à poser

Vous trouverez dans les pages qui suivent une liste de questions à poser à votre équipe soignante. N'hésitez pas à utiliser ces questions ou à formuler les vôtres.

Questions sur les examens liés au cancer

1. Quels sont les examens que je dois passer ?
2. Prélèvera-t-on suffisamment de tissu lors de la biopsie en vue des tests ultérieurs ? Où et pendant combien de temps conservera-t-on mes tissus ?
3. Ces tests présentent-ils des risques ?
4. Dois-je faire quelque chose pour me préparer ?
5. Où dois-je me rendre pour réaliser ces examens et combien de temps cela prendra-t-il ?
6. Si l'un des examens est douloureux, que ferez-vous pour me soulager ?
7. Dans combien de temps connaîtrai-je les résultats et qui me les expliquera ?
8. Puis-je avoir une copie du compte rendu d'anatomopathologie et des autres résultats ?
9. Existe-t-il un portail en ligne réunissant mes résultats ?

Questions sur les options thérapeutiques

1. Quelles sont mes options thérapeutiques ?
2. Que se passera-t-il si je ne fais rien ?
3. Suggérez-vous d'autres options que celles recommandées par le NCCN ? Si oui, pourquoi ?
4. Comment mon âge, mon sexe, mon état de santé général et d'autres facteurs influencent-ils mes options ?
5. Que se passera-t-il si je suis enceinte, si je prévois de l'être ou si j'allaite ?
6. Y a-t-il un traitement qui permet d'éliminer ou de maîtriser le cancer à long terme ?
7. Comment obtenir un deuxième avis ?
8. Combien de temps ai-je pour décider du traitement, et y a-t-il un travailleur social ou quelqu'un qui peut m'aider à prendre une décision ?

Questions sur ce à quoi s'attendre

1. Ai-je le choix de la date de début du traitement ?
2. À quelle fréquence devrai-je venir au centre de lutte contre le cancer ? Combien de temps le traitement va-t-il durer ?
3. Mes soins vont-ils impliquer des dispositions spécifiques ; par exemple un hébergement ou un régime alimentaire spécial ?
4. Qu'est-ce qui pourrait m'empêcher de recevoir les soins dont j'ai besoin ?
5. Comment puis-je savoir si ce que je ressens est normal ou si j'ai besoin d'aide ?
6. À qui dois-je m'adresser pour poser des questions ou faire part de mes inquiétudes si le cabinet est fermé ?
7. Comment saurez-vous que le traitement est efficace ?
8. Quels sont les risques d'aggravation ou de retour du cancer ?
9. Quels sont les soins de suivi nécessaires après le traitement ?

Questions sur les effets indésirables

1. Quels sont les éventuels effets indésirables du traitement ?
2. Le cancer lui-même provoque-t-il des effets indésirables ?
3. Quels sont les effets indésirables les plus fréquents et combien de temps durent-ils généralement ?
4. Quels sont les effets indésirables graves ou potentiellement mortels ?
5. Existe-t-il des effets indésirables permanents ou à long terme ?
6. Quels symptômes dois-je signaler immédiatement et qui dois-je contacter ?
7. Que puis-je faire pour prévenir ou soulager les effets indésirables du traitement ?
8. Certains médicaments aggravent-ils les effets indésirables ?
9. Comptez-vous arrêter le traitement ou le modifier en cas d'effets indésirables graves ?

Questions sur les essais cliniques

1. Me recommandez-vous d'envisager un essai clinique pour le traitement ?
2. Comment puis-je trouver des essais cliniques auxquels je peux participer ?
3. Quels sont les traitements utilisés dans l'essai clinique ?
4. Le traitement a-t-il été utilisé pour d'autres types de cancer ?
5. Quels sont les risques et les avantages de ce traitement ?
6. Quels sont les effets indésirables auxquels je dois m'attendre et comment seront-ils pris en charge ?
7. Pendant combien de temps vais-je participer à l'essai clinique ?
8. Pourrai-je recevoir un autre traitement si celui-ci ne fonctionne pas ?
9. Comment saurez-vous que le traitement est efficace ?
10. L'essai clinique me coûtera-t-il quelque chose ?

Questions sur les ressources et le soutien

1. À qui puis-je m'adresser pour obtenir de l'aide concernant l'hébergement, les repas et autres besoins fondamentaux ?
2. Quelles sont les aides disponibles en matière de transport, de garde d'enfants et d'aide à domicile ?
3. Qui peut me renseigner sur les possibilités d'assurance maladie qui s'offrent à moi et m'aider à demander une mutuelle ?
4. Combien devrai-je débourser pour mon traitement ? De quelle aide puis-je bénéficier pour la prise en charge des médicaments et autres traitements ?
5. Qui peut m'aider à gérer ma situation professionnelle ou scolaire ?
6. Comment puis-je entrer en contact avec d'autres personnes et mettre en place un système de soutien ?
7. Où puis-je trouver de l'aide pour arrêter de fumer ?
8. À qui puis-je m'adresser si je ne me sens pas en sécurité chez moi, au travail ou dans mon quartier ?

Ressources

American Lung Association
lung.org/lung-health-diseases/lung-disease-lookup/lung-cancer

Bag It Cancer
bagitcancer.org

CancerCare
Cancercare.org

Cancer Hope Network
cancerhopenetwork.org

Caring Ambassadors Program, Inc.
LungCancerCAP.org

Free Me from Lung Cancer
freemefromlungcancer.org

Go2 Foundation for Lung Cancer
go2foundation.org

Imerman Angels
Imermanangels.org

LiveLung (Dusty Joy Foundation)
dustyjoy.org

Lung Cancer Action Network (LungCAN)
lungcan.org

Lung Cancer Research Foundation
lungcancerresearchfoundation.org

LUNGevity
lungevity.org

National Coalition for Cancer Survivorship
canceradvocacy.org

Triage Cancer
triagecancer.org

Mots-clés

adénocarcinome
Cancer des cellules qui tapissent les organes et produisent des fluides ou des hormones.

ADN
Acide désoxyribonucléique

AJCC
American Joint Committee on Cancer

alvéoles
Minuscules sacs dans les poumons où se déroulent les échanges gazeux avec le sang.

anatomopathologiste
Médecin spécialisé dans l'analyse des cellules et des tissus pour dépister des maladies.

antécédents médicaux
Compte rendu indiquant tous les événements et médicaments en lien avec votre santé.

biomarqueur
Toute molécule présente dans votre corps pouvant être mesurée pour évaluer votre état de santé.

biopsie
Intervention visant à prélever des échantillons de tissus ou de liquides pour les soumettre à des tests de dépistage.

biopsie au trocart
Intervention visant à prélever des échantillons de tissus à l'aide d'une aiguille creuse. Également appelée microbiopsie.

bronche
Une des deux principales voies respiratoires qui débouchent dans les poumons.

bronchioles
Petites voies respiratoires situées dans les poumons.

cancer bronchique à petites cellules (CBPC)
Cancer touchant de petites cellules pulmonaires rondes.

cancer du poumon non à petites cellules (CPNPC)
Cancer qui apparaît dans des cellules du poumon qui ne sont pas petites.

carcinome
Cancer touchant les cellules qui tapissent les surfaces internes ou externes du corps.

carcinome à cellules squameuses
Type de cancer touchant de fines cellules plates qui tapissent la surface des organes.

carcinome pulmonaire à grandes cellules
Cancer touchant des cellules pulmonaires et dont les caractéristiques ne sont pas suffisantes pour le classer dans un autre type de cancer du poumon.

chimioradiothérapie
Traitement du cancer associant des médicaments et des rayons à haute énergie pour tuer les cellules.

chimiothérapie
Traitement à base de médicaments contre le cancer qui tuent les cellules à croissance rapide.

chimiothérapie à base de doublet de platine
Traitement associant deux médicaments visant à tuer les cellules, l'un d'eux contenant des dérivés chimiques du platine.

diagnostic
Identification d'une maladie à l'aide d'examens.

échographie
Examen utilisant des ondes sonores pour générer des images de l'intérieur du corps.

ECOG
Eastern Cooperative Oncology Group

effet indésirable
Réponse physique ou émotionnelle anormale ou désagréable à un traitement.

entretien de substitution
Phase de traitement visant à prolonger, à l'aide d'un nouveau médicament, les effets positifs constatés.

entretien en continu
Phase du traitement lors de laquelle on administre un des médicaments de première intention ou plusieurs afin de prolonger les effets positifs constatés.

essai clinique
Type de recherche qui évalue l'efficacité des tests de santé ou des traitements chez les personnes.

évaluation rapide sur place (ROSE - rapid on-site evaluation)
Évaluation de la taille d'un échantillon de tissu retiré lors d'une intervention médicale.

examen physique
Examen du corps par un spécialiste de la santé afin de déceler les signes de maladies.

explorations fonctionnelles respiratoires
Ensemble de tests respiratoires permettant d'évaluer la force des poumons.

FDG
Fluorodésoxyglucose

ganglion lymphatique
Petite structure en forme de haricot qui combat les maladies.

gène
Dans les cellules, ensemble d'instructions codées permettant de fabriquer de nouvelles cellules et de contrôler le comportement cellulaire.

glandes surrénales
Petit organe situé au-dessus des reins et qui produit des hormones.

hémogramme
Analyse de laboratoire visant à mesurer les éléments constituant le sang.

imagerie par résonance magnétique (IRM)
Examen qui utilise des ondes radio et des aimants puissants pour générer des images de l'intérieur du corps.

immunohistochimie (IHC)
Analyse de laboratoire spéciale réalisée sur un échantillon de tissu.

immunothérapie
Traitement médicamenteux aidant à l'organisme à trouver puis détruire des cellules cancéreuses.

indice de performance
Évaluation de la capacité de quelqu'un à effectuer des activités quotidiennes.

intervention chirurgicale
Opération visant à retirer ou à réparer une partie du corps.

métastase
Propagation du cancer de la première tumeur vers un autre site.

mutation
Modifications anormales des instructions codées contenues dans les cellules (gènes).

NCCN
National Comprehensive Cancer Network

NOS [not otherwise specified]
Sans autre spécificité

péricardiocentèse
Intervention lors de laquelle on retire du liquide autour du cœur à l'aide d'une aiguille.

pléthysmographie corporelle
Test permettant de déterminer la quantité d'air dans vos poumons après l'inspiration ou l'expiration.

ponction transthoracique à l'aiguille (PTTA)
Intervention lors de laquelle on retire des échantillons de tissu à l'aide d'une aiguille fine insérée entre les côtes.

produit de contraste
Substance introduite dans votre corps pour rendre les images plus précises lors des examens d'imagerie.

profil chimique
Analyse de laboratoire visant à savoir quelle quantité de 8 agents chimiques est présente dans un échantillon de sang. Également appelé « bilan métabolique ».

pronostic
Évolution et issue probable d'une maladie d'après des examens.

radiologue thoracique
Médecin expert dans l'interprétation d'examens d'imagerie portant sur le thorax.

radio-oncologue
Médecin spécialiste du traitement du cancer par radiothérapie.

radiothérapie
Traitement utilisant des doses intenses d'énergie pour tuer des cellules cancéreuses.

radiothérapie stéréotaxique ablative (SABR - stereotactic ablative radiotherapy)
Traitement par radiothérapie à forte dose en une ou quelques séances. Également appelé « radiothérapie corporelle stéréotaxique » (SBRT - stereotactic body radiation therapy).

réarrangements génétiques
Dans une cellule, instructions codées assemblées à partir d'éléments d'autres instructions codées.

soins de support
Soins visant à soulager les symptômes, mais pas à traiter le cancer. Parfois également appelés « soins palliatifs ».

spirométrie
Test utilisant un tube pour mesurer la vitesse à laquelle vous respirez.

stade du cancer
Évaluation de l'étendue d'un cancer en fonction de son développement et de sa propagation.

système respiratoire
Ensemble des organes qui assurent les transferts gazeux vers l'intérieur et vers l'extérieur de l'organisme.

test de la capacité de diffusion pulmonaire
Test utilisant un gaz inoffensif pour mesurer la quantité d'air que vous pouvez expirer.

thoracoscopie
Procédure permettant d'effectuer des interventions dans le thorax à l'aide d'un dispositif passé à travers une petite incision dans la peau. Également appelée chirurgie thoracique vidéoassistée (CTVA).

tomodensitométrie (TDM)
Examen qui utilise des rayons X sous divers angles pour obtenir une image de l'intérieur du corps. On parle également de scanner.

tomographie par émission de positrons (TEP)
Examen qui utilise un matériau radioactif pour voir la forme et le fonctionnement de parties du corps.

tomographie par émission de positrons/ tomodensitométrie (TEP/TDM)
Examen qui associe deux techniques de génération d'images pour voir la forme et le fonctionnement des tissus.

trachée
Conduit respiratoire qui relie la gorge aux poumons.

traitement ciblé
Traitement médicamenteux visant à entraver le processus de croissance propre aux cellules cancéreuses.

traitement d'entretien
Phase de traitement visant à prolonger les effets positifs constatés.

VATS
Chirurgie thoracique assistée par vidéo (video-assisted thoracoscopic surgery)

Contributeurs du NCCN

Ce guide patient est basé sur les NCCN Clinical Practice Guidelines in Oncology (NCCN Guidelines®) pour le cancer du poumon non à petites cellules, version 7.2024. Il a été adapté, révisé et publié avec l'aide des personnes suivantes :

Dorothy A. Shead, MS
Senior Director
Patient Information Operations

Laura J. Hanisch, PsyD
Patient Information Program Manager

Tim Rinehart
Medical Writer

Laura Phillips
Graphic Artist

Les NCCN Clinical Practice Guidelines in Oncology (NCCN Guidelines®) pour le cancer du poumon non à petites cellules, version 7.2024, ont été élaborées par les membres du groupe d'experts du NCCN suivants :

Gregory J. Riely, MD, PhD/Chair
Memorial Sloan Kettering Cancer Center

Douglas E. Wood, MD/Vice Chair
Fred Hutchinson Cancer Center

Dara L. Aisner, MD, PhD
University of Colorado Cancer Center

Wallace Akerley, MD
Huntsman Cancer Institute at the University of Utah

Jessica R. Bauman, MD
Fox Chase Cancer Center

Ankit Bharat, MD
Robert H. Lurie Comprehensive Cancer Center of Northwestern University

Debora S. Bruno, MD, MS
Case Comprehensive Cancer Center/University Hospitals Seidman Cancer Center and Cleveland Clinic Taussig Cancer Institute

Joe Y. Chang, MD, PhD
The University of Texas MD Anderson Cancer Center

Lucian R. Chirieac, MD
Dana-Farber/Brigham and Women's Cancer Center

Malcolm DeCamp, MD
University of Wisconsin Carbone Cancer Center

Aakash P. Desai, MD
O'Neal Comprehensive Cancer Center at UAB

Thomas J. Dilling, MD, MS
Moffitt Cancer Center

Jonathan Dowell, MD
UT Southwestern Simmons Comprehensive Cancer Center

Gregory A. Durm, MD
Indiana University Melvin and Bren Simon Comprehensive Cancer Center

Scott Gettinger, MD
Yale Cancer Center/Smilow Cancer Hospital

Travis E. Grotz, MD
Mayo Clinic Comprehensive Cancer Center

Matthew A. Gubens, MD, MS
UCSF Helen Diller Family Comprehensive Cancer Center

Aditya Juloori, MD
The UChicago Medicine Comprehensive Cancer Center

Rudy P. Lackner, MD
Fred & Pamela Buffett Cancer Center

Michael Lanuti, MD
Mass General Cancer Center

Jules Lin, MD
University of Michigan Rogel Cancer Center

Billy W. Loo, Jr., MD, PhD
Stanford Cancer Institute

Christine M. Lovly, MD, PhD
Vanderbilt-Ingram Cancer Center

Fabien Maldonado, MD
Vanderbilt-Ingram Cancer Center

Erminia Massarelli, MD, PhD, MS
City of Hope National Medical Center

*Daniel Morgensztern, MD
Siteman Cancer Center at Barnes-Jewish Hospital and Washington University School of Medicine

Trey C. Mullikin, MD
Duke Cancer Institute

Thomas Martin, MD
The University of Tennessee Health Science Center

*Dawn Owen, MD, PhD
Mayo Clinic Comprehensive Cancer Center

Dwight H. Owen, MD, MSc
The Ohio State University Comprehensive Cancer Center - James Cancer Hospital and Solove Research Institute

Sandip P. Patel, MD
UC San Diego Moores Cancer Center

Tejas Patil, MD
University of Colorado Cancer Center

Patricio M. Polanco, MD
UT Southwestern Simmons Comprehensive Cancer Center

Jonathan Riess, MD
UC Davis Comprehensive Cancer Center

*Theresa A. Shapiro, MD, PhD
Johns Hopkins Kimmel Cancer Center

Aditi P. Singh, MD
Abramson Cancer Center at the University of Pennsylvania

James Stevenson, MD
Case Comprehensive Cancer Center/University Hospitals Seidman Cancer Center and Cleveland Clinic Taussig Cancer Institute

Alda Tam, MD
The University of Texas MD Anderson Cancer Center

Tawee Tanvetyanon, MD, MPH
Moffitt Cancer Center

Jane Yanagawa, MD
UCLA Jonsson Comprehensive Cancer Center

Stephen C. Yang, MD
Johns Hopkins Kimmel Cancer Center

Edwin Yau, MD, PhD
Roswell Park Comprehensive Cancer Center

NCCN

Kristina Gregory, RN, MSN, OCN
Senior Vice President, Clinical Information Programs

Lisa Hang, PhD
Oncology Scientist/Senior Medical Writer

* A révisé ce guide patient. Pour les déclarations d'intérêt, rendez-vous sur NCCN.org/disclosures.

Centres de lutte contre le cancer du NCCN

Abramson Cancer Center
at the University of Pennsylvania
Philadelphie, Pennsylvanie
+1 800.789.7366 • pennmedicine.org/cancer

Case Comprehensive Cancer Center/
University Hospitals Seidman Cancer Center and
Cleveland Clinic Taussig Cancer Institute
Cleveland, Ohio
UH Seidman Cancer Center
+1 800.641.2422 • uhhospitals.org/services/cancer-services
CC Taussig Cancer Institute
+1 866.223.8100 • my.clevelandclinic.org/departments/cancer
Case CCC
+1 216.844.8797 • case.edu/cancer

City of Hope National Medical Center
Duarte, Californie
+1 800.826.4673 • cityofhope.org

Dana-Farber/Brigham and Women's Cancer Center | Mass General Cancer Center
Boston, Massachusetts
+1 877.442.3324 • youhaveus.org
+1 617.726.5130 - massgeneral.org/cancer-center

Duke Cancer Institute
Durham, Caroline du Nord
+1 888.275.3853 • dukecancerinstitute.org

Fox Chase Cancer Center
Philadelphie, Pennsylvanie
+1 888.369.2427 • foxchase.org

Fred & Pamela Buffett Cancer Center
Omaha, Nebraska
+1 402.559.5600 • unmc.edu/cancercenter

Fred Hutchinson Cancer Center
Seattle, Washington
+1 206.667.5000 • fredhutch.org

Huntsman Cancer Institute at the University of Utah
Salt Lake City, Utah
+1 800.824.2073 • healthcare.utah.edu/huntsmancancerinstitute

Indiana University Melvin and Bren Simon
Comprehensive Cancer Center
Indianapolis, Indiana
+1 888.600.4822 • www.cancer.iu.edu

Johns Hopkins Kimmel Cancer Center
Baltimore, Maryland
+1 410.955.8964
www.hopkinskimmelcancercenter.org

Mayo Clinic Comprehensive Cancer Center
Phoenix/Scottsdale, Arizona
Jacksonville, Floride
Rochester, Minnesota
+1 480.301.8000 • Arizona
+1 904.953.0853 • Floride
+1 507.538.3270 • Minnesota
mayoclinic.org/cancercenter

Memorial Sloan Kettering Cancer Center
New York, New York
+1 800.525.2225 • mskcc.org

Moffitt Cancer Center
Tampa, Floride
+1 888.663.3488 • moffitt.org

O'Neal Comprehensive Cancer Center at UAB
Birmingham, Alabama
+1 800.822.0933 • uab.edu/onealcancercenter

Robert H. Lurie Comprehensive Cancer Center
of Northwestern University
Chicago, Illinois
+1 866.587.4322 • cancer.northwestern.edu

Roswell Park Comprehensive Cancer Center
Buffalo, New York
+1 877.275.7724 • roswellpark.org

Siteman Cancer Center at Barnes-Jewish Hospital
and Washington University School of Medicine
St. Louis, Missouri
+1 800.600.3606 • siteman.wustl.edu

St. Jude Children's Research Hospital/
The University of Tennessee Health Science Center
Memphis, Tennessee
+1 866.278.5833 • stjude.org
+1 901.448.5500 • uthsc.edu

Stanford Cancer Institute
Stanford, Californie
+1 877.668.7535 • cancer.stanford.edu

The Ohio State University Comprehensive Cancer Center - James Cancer Hospital and Solove Research Institute
Columbus, Ohio
+1 800.293.5066 • cancer.osu.edu

The UChicago Medicine Comprehensive Cancer Center
Chicago, Illinois
+1 773.702.1000 - uchicagomedicine.org/cancer

The University of Texas MD Anderson Cancer Center
Houston, Texas
+1 844.269.5922 • mdanderson.org

UC Davis Comprehensive Cancer Center
Sacramento, Californie
+1 916.734.5959 • +1 800.770.9261
health.ucdavis.edu/cancer

UC San Diego Moores Cancer Center
La Jolla, Californie
+1 858.822.6100 • cancer.ucsd.edu

UCLA Jonsson Comprehensive Cancer Center
Los Angeles, Californie
+1 310.825.5268 • uclahealth.org/cancer

UCSF Helen Diller Family
Comprehensive Cancer Center
San Francisco, Californie
+1 800.689.8273 • cancer.ucsf.edu

University of Colorado Cancer Center
Aurora, Colorado
+1 720.848.0300 • coloradocancercenter.org

University of Michigan Rogel Cancer Center
Ann Arbor, Michigan
+1 800.865.1125 • rogelcancercenter.org

University of Wisconsin Carbone Cancer Center
Madison, Wisconsin
+1 608.265.1700 • uwhealth.org/cancer

UT Southwestern Simmons
Comprehensive Cancer Center
Dallas, Texas
+1 214.648.3111 • utsouthwestern.edu/simmons

Vanderbilt-Ingram Cancer Center
Nashville, Tennessee
+1 877.936.8422 • vicc.org

Yale Cancer Center/Smilow Cancer Hospital
New Haven, Connecticut
+1 855.4.SMILOW • yalecancercenter.org

Votre opinion nous intéresse !

Notre objectif est de fournir des informations utiles et faciles à comprendre sur le cancer.

Répondez à notre enquête pour nous indiquer nos points forts et ce que nous pourrions améliorer.

NCCN.org/patients/feedback

Index

Made in the USA
Monee, IL
05 November 2026

67379938R00040